这样选购食品最安全

范志红◎著

CNS PUBLISHING & MEDIA 中南出版传媒
湖南科学技术出版社
博集天卷 CS-BOOKY

推荐序

我们已经告别了计划经济下的凭票证定量供应食品的年代，琳琅满目的超市，取代了国营粮店和街头巷尾的副食小店。如今，我们已经解决了“民以食为天”的问题。包装食品已经成为百姓日常饮食的主角。

“人以食为天，健以食为先。”现在的食品的营养和安全问题已经成为政府和百姓的重要热点议题。百姓关心的是自己该吃些什么，怎么吃才会健康。我们已经比以往任何时期更关注自己该吃什么才放心。

《这样选购食品最安全》是范志红教授的最新力作。在当前保健养生类图书中，她用强有力的数据坚持作品的科学性，这在同类图书中是少见的。而且她的作品以科研成果支撑，在获得广大读者、观众的好评外，也得到业内专家赞许。

实用性，是本书最大的亮点。

本书的内容，来源于日常生活。它向读者提供的是：读者平时不知道但他们应该知道的，更是他们想知道的内容。随着食品供应的极大丰富，普通百姓的日常食品，逐渐依赖于超市购买。随之而来的是普通百姓对超市食品的陌生，甚至是无知。本书对购买食品起到了健康指引的作用。

同时作者以亲切的笔触，把食物常识浅显地奉献在读者面前。让读者“一看就懂，一学就会，一用就灵”。在章节安排上，本书根据不同食品，分门别类阐述，读者容易理解，并且触类旁通。

总之，本书是一部普及营养知识和食品购买的绝好指南，值得向广大读者推荐。

中国健康促进与教育协会副秘书长编审　赵仲龙

你会买错食品吗

咱们这本书，从头到尾只讲一件事情——帮您搞清楚怎样购买食品。各种食品应当怎么挑选，才能买到既营养又安全的食品，使购买食品的钱花得特别值。

可能有人会问，只要有钱，买东西还有谁不会吗？先别这么自信，听我给您讲两个有关买食品的小故事。

一位妈妈患有糖尿病正在住院检查治疗，吃医院的三餐，还是非常容易感到饥饿。她的女儿为了让妈妈饿的时候有点东西“垫垫饥”，打算买些无糖食品送给妈妈。在超市转来转去，最后拿了一包“无蔗糖营养麦片”和“无糖高纤饼干”。

在收款台附近，她正好碰到了我，聊起来给妈妈送食品的事情。我拿起她挑的东西，立刻对她说：你买错东西了，这些给你妈妈吃很不合适。

她很惊讶地问：妈妈有糖尿病，我给她买无糖食品、高纤维食品，难道不合适吗？

我说：这包所谓的营养麦片虽然没有蔗糖，却含有大量的糊精，还有麦芽糖浆。糊精升高血糖的速度可以和白糖相媲美，麦芽糖浆升高血糖的速度甚至比白糖更快。你妈妈吃这种麦片糊糊，就是喝糖水呢！

女士的眼睛瞪大了。然后她又问，这饼干有什么不好吗？

我请她细细地看看产品包装，找到折叠隐藏起来的配料表，其中有一种叫做“植物起酥油”的原料。我又请她好好看看包装上的“营养成分表”，上面标明，每100克产品中含脂肪高达31.8克。

她看着我，不明白这些文字和数字的意思。我说：植物起酥油是一种不健康的配料，它含有大量的饱和脂肪酸和反式脂肪酸，对心脏健康特别不好，而且促发糖尿病。31.8%的脂肪含量，意思是说它是一种高脂肪食品，比油炸食品还厉害，油炸方便面也只有20%的脂肪而已。

我再让她看包装上标注的蛋白质含量，告诉她，这个产品的营养价值真的不怎么样，蛋白质很少，除了淀粉就是脂肪，纤维都吸饱了油已经没法起到保健作用。总之，这样的食品实在不适合糖尿病人吃。

女士终于明白，她买的东西根本不适合给妈妈吃，就连她自己和自己的女儿，也不该经常吃这样的食品，因为它们含营养素很少，对身体有害的东西却很多。

其实，除了“无蔗糖”、“高纤维”之类的词汇外，让消费者糊涂的事情还有很多很多。随着商家日益热衷于“炒概念”的营销方法，消费者买东西的时候越来越糊涂。没有胆固醇要不要买？没有防腐剂要不要买？无色素要不要买？纯天然要不要买？加了保健成分要不要买？加了维生素要不要买？

即便买那些没有炒概念的食品，超市里也有无穷无尽的选择：水果是大点还是小点好？菜叶颜色是深点还是浅点好？熟肉是褐色的好还是粉红的好？反季节的蔬果真的有害吗？玄米和白米有什么不同？做煎饼可以买饺子粉吗？炒菜买花生油还是豆油好？

还有很多问题，大部分消费者都弄不清楚，比如说，肉肠等于肉吗？麦片等于燕麦片吗？奶茶等于牛奶加茶吗？果奶等于牛奶加果汁的营养吗？日本豆腐等于豆腐吗？爆米花等于玉米吗？全麦面包等于全麦吗？

面对堆满货架的商品，眼花缭乱之余，不知道如何挑选，往往就会跟着广告走，买到性价不符的食品，甚至不知不觉地中了厂商和销售商的“圈套”。

在几十年前，做个消费者不需要什么知识含量，有吃就不错了，反正什么都是纯天然的。但在这个食品极大丰富的当代社会，消费者也必须与时俱进，必须了解食物相关的知识，才能买对食品。就好比说，在30年前，只要认字就叫做有文化，而如今到了网络时代，不会用电脑打字，不会用网络查询资料，就不能适应时代的发展。可以这么说，能够读懂食品相关信息，正确选购到符合自己和家人需要的食品，是在现代社会中生存的必要技能之一。

买错食品，可不是一件小事情。因为，损失的不仅是我们的金钱，还有我们和家人的健康。日积月累之后，买错的食品，或许就会给我们带来厚厚的肥肉，更糟糕的是，它们还会带来病痛，甚至让我们提前离开这个美丽的世界。

要想做个精明理性的购物者，还真要好好地补补课，一方面要学习相关的食品知识，另一方面要了解理性购物的小秘诀。

在这本书中，朋友们可以了解选购食品的秘诀，买到更营养、更安全的食品，识破商家的小花招，看透广告里的忽悠，让自己买食品的钱花得物有所值。对于每一类食品，书中都介绍了健康选购的要点，让你买得清清楚楚，明明白白。

但愿，在读完这本书之后，你已经成为一个真正的超市购物高手，食品选购专家，让家人朋友们都刮目相看。从此，你的购物筐中食物内容会有很大变化，自己、孩子和所有家人的健康状况，也将因此而改变。这就是作者撰写本书的希望所在。

愿大家从食品购买开始，把住饮食质量的第一关，给自己和家人的健康加油！

范志红

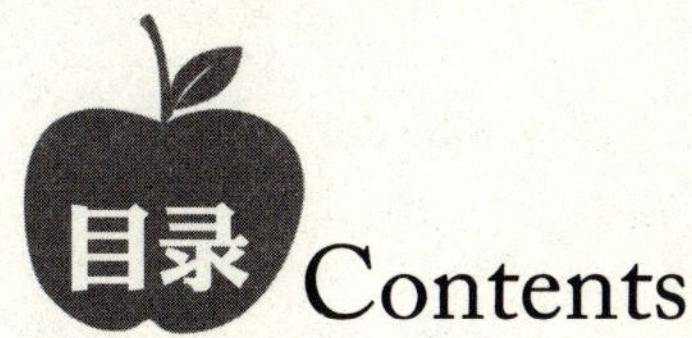

目录 Contents

第一章 真正的健康从选购食品开始

第二章 民以五谷为养

Contents

Contents

第五章 让美味真正带来健康——肉、蛋、水产类

第六章 让口感和健康和谐相处——零食和糕点

Contents

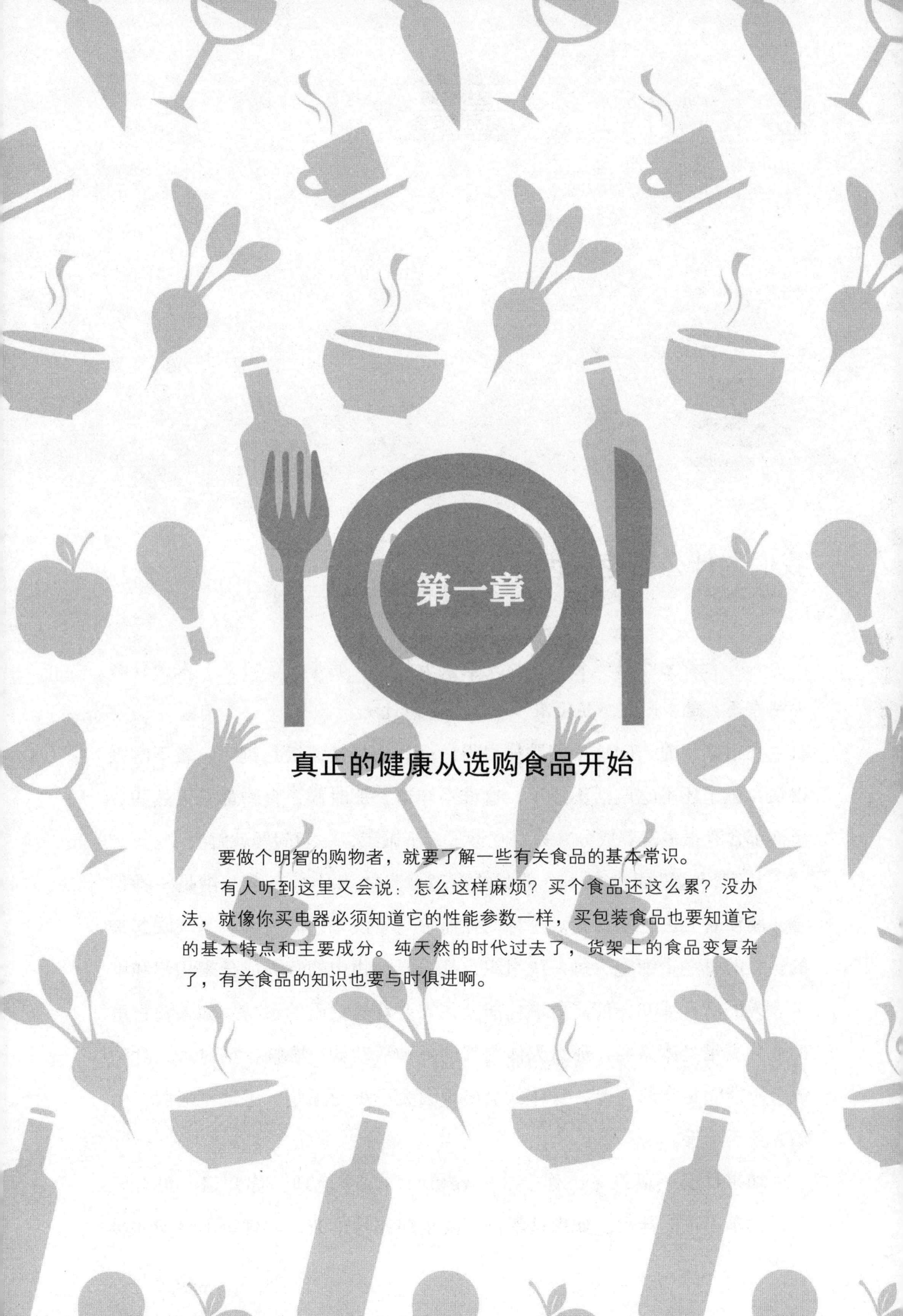

第一章

真正的健康从选购食品开始

要做个明智的购物者，就要了解一些有关食品的基本常识。

有人听到这里又会说：怎么这样麻烦？买个食品还这么累？没办法，就像你买电器必须知道它的性能参数一样，买包装食品也要知道它的基本特点和主要成分。纯天然的时代过去了，货架上的食品变复杂了，有关食品的知识也要与时俱进啊。

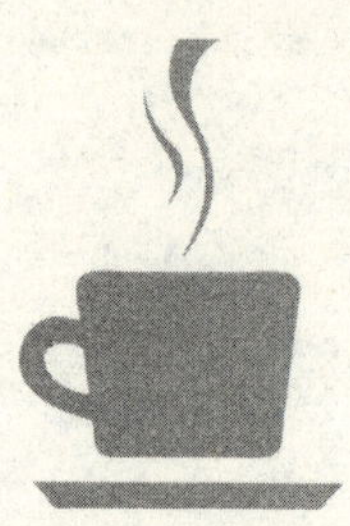

我们为什么要吃东西

人每天都要吃很多食物，这是最最天经地义的事情。可是，人为什么要吃东西？这个问题恐怕没有多少人认真想过吧。

在很多年前，问这个问题显得很白痴。人是铁，饭是钢，一餐不吃饿得慌，饿了还不吃就活不成了。这谁不知道？那时候，食物都是天然的。里面都含有很多营养成分。只要吃够了，不饿了，一切问题就解决了。

其实，这里面含有一个重要的道理。身体为什么会饿？饿是一种信号，驱使着人去寻求食物。这种内在需求与生俱来，因为人不是气吹起来的。人的每一个细胞，每一块组织，都需要食物中的营养成分来构建和维护。人的所有活动，都需要消耗能量，需要营养物质的参与。如果食物里的成分满足身体需要，那么人体内部的各种活动就很顺畅；反过来，食物成分不能满足身体需要，身体就会出现大大小小的问题，感觉不舒服，生病，甚至早夭。

如果你有一辆汽车，你会非常容易明白这个道理。你知道，没有汽油，汽车不可能开动。如果这辆汽车要求加93号汽油，你肯定不会加90号柴油，因为燃料不合适就会毁坏机器。你还知道，要及时补充机油和冷却液，及时更换零件维护保养，否则汽车就会提前报废。

遗憾的是，汽车加对油和做保养都很简单，而在现代社会里面，人要想给自己补充合适的食品，就不是那么简单了。各种食品广告铺天盖地，产品包装花花绿绿，你吃了很多日子，可能都不知道它是什么做的，更不知道它们对身体有什么好处和坏处。你怎么能知道自己买的食品含有身体所需要的成分？

最糟糕的是，在很多食品里面，对身体有用的成分很少，而给身体带来负担或促使身体发胖甚至促使各种疾病发生的成分却很多。这样的食品，偏偏广告特别猛，色香味特别诱人，吃起来还特别方便，特别容易让人上瘾。

靠添加糖、盐、味精、香精、增香剂等成分，如今的加工食品可以轻而易举地达到“不健康却非常美味”的效果，让你一吃就停不住，吃了还想吃，即便为它牺牲健康也在所不惜。

可见，在如今的超市中，仅仅靠口味来选择食品，已经很难选对东西了。正因为如此，我们要反复地提醒朋友们：千万不要忘记你为什么要吃东西这个根本目标。告诉自己，吃东西是为了得到身体有用的成分！不是仅仅为了满足一下视觉，再刺激一下味蕾！

所以，要做个明智的购物者，就要了解一些有关食品的基本常识。

有人听到这里又会说：怎么这样麻烦？买个食品还这么累？没办法，就像你买电器必须知道它的性能参数一样，买包装食品也要知道它的基本特点和主要成分。纯天然的时代过去了，货架上的食品变复杂了，有关食品的知识也要与时俱进啊。

现代生活让我们吃到更多加工食品

各种加工方法和包装方法，让人们可以吃到很多高度加工食品。这些食品货架期长达几个月甚至一两年

200年前，食品的生产、流通和消费和现在完全不一样。那时候还是小农经济时代，大家自己种粮种菜，养鸡养猪，自己加工烹调。

因为没有汽车、火车和飞机，过去的人吃不到远处的食品。北方人想吃根香蕉，除非去到海南岛那边。只有杨贵妃那样的贵人，才有条件吃到飞马传送来的南国荔枝，而且一年就那么半个月的时间能吃到。

因为没有冰箱，食物很快就会坏掉。人们需要把食物储存得时间久一点，让北方漫长的冬天有点东西吃。菜窖里存的蔬菜到春节之后就吃完了，所谓"青黄不接"的初春时节只能吃点粮食加咸菜。

咸菜之所以能长时间保存，是因为加了大量的盐。盐是最古老的防腐剂，大量的盐有很强的毒性，还能制造出很高的渗透压，让惦记食品中营养成分的微生物们望而却步。所以，人们利用这个特点，制造了咸鱼、咸肉和咸菜。黄酱、酱油、蚝油、鱼露等调味品里面也必须加很多盐，才让它们能够长期保存。

糖也有类似的作用，只不过要比加盐的量更大才能起作用。果酱、果脯、蜜饯、蜜枣、蜂蜜之类就是靠大量的糖来保存的。

还有一个最简单的办法，就是把食物里面的水分去掉。没有水，微生物就不能繁殖，食物也就可以长期保存。鱼干、肉干、腐竹、菜干、水果干，都是靠去掉水分而长期保存的。孔老夫子之所以收肉干作为学费，就是因为他没有冰箱和冷库，肉干挂在家里可以慢慢吃。

有些食物天生就是干的，比如米、面粉、各种粮食、各种豆子、各种坚果、花生瓜子等。因为它们都是植物的种子，落地之后要等到第二年才有机会发芽，所以必须非常干燥，表皮也要非常紧密坚硬，才能保证种子安全过冬。如果不受潮，它们可以存放一年以上。

现代的生活就完全不同了。

因为有了便利的交通运输，可以吃到世界各地的食物；有了冰箱和冷藏车，能把鱼肉蛋奶存很久；有了冷库和保鲜剂，能一年四季吃到水果；有了大棚和暖房，可以四季种植蔬菜。很多人不知道自己吃的苹果是几月份成熟，也不知道它是哪里出产的。

更不同的是，各种加工方法和包装方法，让人们可以吃到很多高度加工食品。这些食品货架期长达几个月甚至一两年，吃起来非常方便，但是样子和天然食品已经完全不一样，认不出来到底是什么做的，也不知道其中到底加了些什么。它的味道可以用精制糖、有机酸、香精、香料和增鲜剂来增强，它的颜色可以用色素来改变，它的口感可以用增稠剂、起酥油、淀粉水解物、植脂末等来改变。

因为这些食品的存在，人们也变得空前的懒惰。很多人甚至不肯自己买菜做饭，总是买那些一撕开包装就吃的加工食品，或者只需要用微波炉加热一下就能吃的食品，要么就干脆叫外卖。这些人很少接触新鲜天然的食品，把食品的安全和营养责任完全交给了加工企业和超市。

既“整容”又“化妆”还敢叫“纯天然”

天然食品就该长得是天然的样子。树上摘下来什么样就什么样，地里

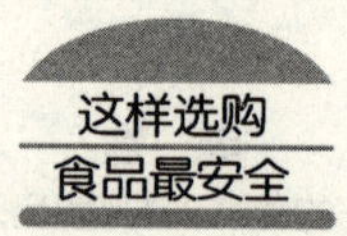

刨出来什么样就什么样。假如面目全非，都看不出是什么做的，还能叫纯天然吗？

前面说到了高度加工食品，说到了古代食物和现代食物的不同。很多人认为，古代的食品是纯天然的，现代食品已经不再天然了。

的确，只要一提食品，很多人都喜欢听到“纯天然”这三个字。但是，究竟什么样的食品才叫做“天然”呢？

在我国，“天然食品”这个词并没有准确的定义。但是，一些基本的原则还是得到公认的。所谓天然食品，是和加工食品相对而存在的、自然状态的食品。比如说，新鲜的水果，新鲜的蔬菜，新鲜的肉和鱼，完整的鸡蛋，新鲜的牛奶，都属于天然食品。哪怕是冷冻的肉和鱼，经过杀菌的牛奶，煮熟的鸡蛋，还是属于天然食品，因为形态没有明显改变，其中的成分也基本得到保留。

也就是说，天然食品就该长得是天然的样子。树上摘下来什么样就什么样，地里刨出来什么样就什么样。假如面目全非，都看不出是什么做的，还能叫纯天然吗？

土豆是天然的，而炸薯片绝不可能是天然的。但是，市面上偏偏就有薯片宣扬自己“天然薯片”，简直是荒唐之至。从长相到味道，从颜色到口感，从营养价值到保健作用，薯片和土豆哪有一点儿相像呢？什么“土豆切片直接加工”之类的广告语，实在是搞笑得很呢。中间处理环节那么多，抗褐变剂、增味剂、抗氧化剂等添加剂哪个都少不了，还要扔进油锅里……如果这能够叫做天然，那还有什么食品不天然呢？

有位朋友买了一盒酥脆饼干，上面写着“纯天然食品”。我说，饼干怎么可能是纯天然的？你看到田里能长出饼干来？没有油没有糖没有疏松剂能做出饼干来？在很多时候，人们被“天然”这个词汇所诱惑，买到的却是货真价实的非天然食品。

天然食品好在哪里？好就好在它们保持了大自然赋予的营养成分和保健作用。其中的各种成分，也有一种微妙的平衡。比如说，黄豆当中含有16%的脂肪，为了避免这些脂肪受到氧化，妨碍种子发芽，黄豆里面储存了不少维生素E作为抗氧化剂，还有很多大豆异黄酮，也是抗氧化物质。又比如说，含淀粉的种子发芽，需要维生素B_1来帮忙把淀粉变成能量，于是粮食的种子都在外层存了很多维生素B_1备用。水果中都含有丰富的钾，因为它是糖分代谢所必需的营养成分。

但是，人类好像不喜欢这种营养素之间的平衡。人类把黄豆中的油脂榨出来，经过精炼，把其中的维生素E去掉大半；人类再把小麦的外层磨掉，丢掉80%的维生素B_1，只留下淀粉。人类还把甘蔗汁里面的钾啊、钙啊、维生素啊全去掉，只留下来其中的糖。然后，把精炼油、精白面粉、白糖混在一起，用它来做点心，还觉得特高级、特好吃。其实呢？保护脂肪的成分没有了，帮助代谢淀粉的成分没有了，和糖分配合的矿物质也没有了。

什么叫做垃圾食品？垃圾食品其实就是这么来的。它们只给人带来好吃的感觉，但其中的营养成分比例严重失调，根本不能满足生命的需要。天然的食物，虽然不是十全十美，但它们各有益处，永远都不可能成为垃圾食品。所以我们会听到这样一句话：没有一无是处的食品，只有错误的饮食搭配。

和天然食品相对应的，就是高度加工食品。这些食品的特点就是，无论是样子，还是口感，还是营养价值，都和天然状态的食品差异极大。一眼看上去，搞不清楚到底是什么原料做成的。有些食品吃了多年，还是不能准确知道里面有什么。比如说，喝起来很滑爽的奶茶；又比如说，那些极其松软的派。如果不看配料表，你知道它们到底是哪些原料做的吗？

如果一种食品是高度加工食品，那么，对它的营养平衡就不要有太高的期待了。有些高度加工食品真可说对人体健康“一无是处”，比如可乐就是如此。

所以，在购物的时候，不妨好好地看一看购物筐中放进去的东西，是每个人一眼就认得的、天然状态的食品多呢？还是那些包装复杂漂亮、但是根本搞不清楚里面有什么原料的高度加工食品多呢？

我们的购物筐中，如果能够以天然食物为主，那么三餐的营养质量必定比较高。假如再能按照体质来选择和搭配，就能更好地实现养生的效果。

广告做得好，不如产品内容好

有些广告会特意说“废话”，也有些广告夸大自己的保健功能和重要性。比如说，宣传某种植物油“本品不含有胆固醇”，就是一句废话。

我曾经在很多消费者中进行调查，问他们，有关食品的信息是哪里来的，是什么让他们在超市中决定要买这种食品。结果，六成以上的人告诉我，他们的信息来源是食品广告。广告说什么好，他们就买什么。广告做得最多的产品，他们买的时候就最积极最放心。

难道说，做广告的食品不是好食品吗？能在中央电视台做广告的公司，产品质量会没有保证吗？一位女士这样问我。

每每听了这些话，我不禁叹气，我们的消费者是如此天真。要知道，电视台是不需要为广告中的产品质量负责的。广告部的管理人员不是健康专家，也不是食品专家。他们只需要知道这家企业是合法企业，广告中没有违背法律和违背公德的文字、画面，交了足够多的广告费，就会欣然播出。

同样，每当我推荐某类食品的时候，人们问得最多的话就是：我该买哪个牌子呢？

我说，同一个牌子中，总有不同的产品系列，不同的产品的内容和质量相差很远。仅仅问牌子，不能保证你买到合适的食品。比如说，同样是牛奶，有蛋白质、脂肪含量不同的品种，有包装不同的品种，其中的原料配合也不相同。

品牌大的企业，在某些方面是有优势的，比如说，他们的设备条件一般会比较好，管理可能会严格一点。但这不意味着他们的产品一定营养价值更高，即便国外的大品牌也一样。

那么，是不是我买某个牌子广告最多的产品，就足够好呢？

我反过来问她们：请你换位思考一下。你知道，在热门节目里做电视广告的成本非常之高。如果你是食品企业的老板，企业有很多产品类型，你会花大钱为哪个产品做电视广告呢？是选择那种最价廉物美、让消费者最得实惠的，还是选择企业利润空间最大的、赚钱最多的那种产品呢？

她们先是愣住，然后很不情愿地承认，如果换了自己，肯定是给那种赚钱最多的产品打广告。她们最后说：咳，原来是这么回事，我怎么就想不到这一点呢？

其实，不少食品广告的内容，在科学上都很不严谨，甚至有故意误导之嫌。有些广告会特意说“废话”，也有些广告夸大自己的保健功能和重要性。

比如说，宣传某种植物油“本品不含有胆固醇”，就是一句废话。因为所有的植物油都不含有胆固醇，不论是花生油还是菜籽油，橄榄油还是大豆油，都不含胆固醇。消费者听了，却以为只有它这种产品没有胆固醇，其他油里面都有。缺乏专业知识的消费者，就以为这种产品是同行业当中最好的。

又比如说，宣传某种含蛋白质饮料“含有六大营养素”，或者“早餐一百分”，问题是这些营养素到底含多少？喝了这一盒饮料，早餐真的能一百分？实际上，这一盒饮料与早餐的营养需求还差得远着呢，大部分营养成分连一半也到不了，保健成分干脆就没有。

还有广告请来明星偶像来宣传自己的产品“香滑可口”，但它却没有提到，这种产品的香滑口感主要是靠奶精，而奶精对健康毫无益处，这种香滑不要也罢。

因此，对广告语，是不可以太当真的。

同样，商场的推荐和促销员的吆喝，也不可以全信。这些促销人员都不是专家，没受过多高的教育，说话哪里谈得上科学性。为了多销食品，多得奖金，什么词好听，就会用什么词。吹嘘保健啊，防病啊，营养啊，抗癌啊，美容啊，降脂啊，瘦身啊，把她们推荐的产品说得像灵丹妙药一般。听了这些话，一定要打几次折扣才行。

一个明智的消费者，应知道广告不等于优质，优惠不等于实惠，时髦不等于健康。所以，买食品的时候，一定要擦亮眼睛，好好查看标签，遵循我们后面要讲的各类食品选购要点，优先买最新鲜、天然、营养价值高的产品。

没有添加剂，食品会更优质吗

各种包装漂亮的高度加工食品很难完全离开食品添加剂。就算它宣称不含有防腐剂，未必不含有抗氧化剂；就算宣称不含有色素，不等于不含有香精，也不等于不含有乳化剂、增稠剂、疏松剂等其他添加剂。

某日在电视台录节目，大部分观众都对食品中的防腐剂深恶痛绝。不论在什么地方，只要说到食品添加剂，大部分人都会摇头，把它和有毒物质、污染物质联系起来。

我们常会看到商场中有一些食品如此宣传：“本品不含有防腐

剂”，“本品不含有人工色素”，“本品不含有香精”。消费者心有所动，认为它们更健康，于是欣然购买。

其实，这只是一种商业宣传的手段罢了。

有食品专家断言：“不加任何食品添加剂的加工食品，不可能是优质的、安全的食品。”有人听了这话非常反感，认为他是在为添加剂唱赞美歌。

先不要愤慨，请注意话的前提——他是在说加工食品。如果是天然食品，当然无须加添加剂了。但对现代社会当中铺天盖地的加工食品而言，这话并不算过分。大部分用各种配料制成的加工食品，如果不含添加剂，几乎做不到我们所期待的口感和口味，或者很快就会腐烂变质。

为什么呢？因为现代人的期望标准太高了。要超乎寻常的香、甜、鲜、脆、松、软、滑，要开袋即食，要长期不坏……这些苛求，天然食品根本达不到。

各种包装漂亮的高度加工食品很难完全离开食品添加剂。就算它宣称不含有防腐剂，未必不含有抗氧化剂；就算宣称不含有色素，不等于不含有香精，也不等于不含有乳化剂、增稠剂、疏松剂等其他添加剂。

在很多情况下，如果没有合适的添加剂，加工食品只会更不安全。就拿方便面来说，油脂在空气中放十来天就会有哈喇味，而油炸方便面的保质期却是半年，而且不会有味。为什么？因为其中有抗氧化剂。油脂在空气中氧化，是天经地义的事情。如果不想办法遏制氧化问题，防止产生大量有害健康的自由基，还有什么吃的价值呢？

除了方便面之外，凡是油脂含量比较高的食品，都难免要求助于抗氧化剂，比如锅巴、薯片、小麻花、兰花豆等，室温下一放就是好几个月，如果不加抗氧化剂，能不变味吗？

其实，有些自古食用的“传统”食品也需要依赖防腐物质。盐和糖都是货真价实的传统防腐剂。咸菜不会坏是因为大量的盐，果脯不会坏是因为大量的糖，蜜饯不会坏是因为大量的糖加盐。又比如说，那些在超市里能放很久的酱油、黄酱、蚝油、鱼露、虾酱、话梅、话李之类，如果没有盐和糖这两种“天然防腐剂”的帮助，就会很快被细菌和霉菌毁掉。

高浓度的盐对生物有很大的毒性，产生的高渗透压也让生命细胞不能忍受，所以它能防腐。糖也是一样，只是达到防腐效果所需的浓度比盐要高很多。但如今人们都知道，盐和糖吃多了不利于健康。如果少放盐和糖，就必须让防腐剂来帮忙。于是低糖果脯和低盐酱菜就只能求助于防腐剂了。

然而，多吃糖和盐的害处，超过偶尔吃少量法律许可添加的防腐剂。别忘了，食用糖和盐太多了，对人体也一样是有毒害作用的。别看盐天天都吃似乎很安全，如果你一次吃进去一两盐，马上就要送医院急救，否则后果严重。“口重”的人天天过量吃盐，虽然没有急性中毒，但长久会增加高血压和胃癌的危险，还会增加肾脏负担，损害皮肤，导致骨质疏松等。

所以说，食品添加剂不该加的时候乱加不行，该加的时候不加也不行。毕竟食品安全最要紧，微生物时时刻刻都准备和我们争夺食品中的营养物质，空气中的氧气也在随时准备让食物中的营养成分氧化变质。正如很多专家所说，完全不加添加剂的加工食品，总体而言，是非常罕见，而且是令人不太放心的。

放不了一两天就会长霉或腐败的产品，超市敢卖吗？放不了几天就会变色变味的产品，生产企业敢卖吗？就算它们敢卖，消费者愿意购买吗？

如果消费者不肯购买新鲜原料自己制作，还要求食物保存时间长，颜色漂亮，口感特好，那么，就只能和食品添加剂和平共处了。

没有一种欲望的满足是不用付出代价的。想省事，想方便，想过嘴瘾，往往就要付出一定的代价。与其说是商家欺骗消费者，不如说是消费者自己一味追求色香味，一味追求“开袋就吃”的方便。

所以说，对法律许可应用的食品添加剂，应当心平气和地接受，肯定它们对食品的安全、美味和方便所作的贡献。但消费者应当避免过度追求口感、颜色、味道的误区，接受食品的天然特性，并细看包装上的配料说明，从而明智地选择食品。

不过，对于孩子来说，食品中的添加剂还是越少越好。因为孩子的解毒功能尚不健全，对大人无害的成分，对他们也可能带来麻烦。再说，从小习惯于添加剂带来的口感和味道之后，他们对天然食品的感情就会淡薄，甚至难以接受。

至于那些根本不属于合法食品添加剂的有害物质，比如三聚氰胺啊，苏丹红啊，吊白块啊，只要添加于食品，就应当受到法律的严惩。不过，它们和食品添加剂是八竿子打不着的东西，也不敢放在食品标签上，这里就不多说了。

别让优惠和价签牵着鼻子走

喜欢便宜，喜欢价廉物美，这是最正常不过的消费心理。不过，对其他类型产品基本正确的购物方式，对食品来说，就未必正确了。

在购物的时候，面对一款商品，人们首先会看什么呢？大部分人恐怕都是先看商场的优惠标志和价签吧。那些打折促销的商品，那些买一送一的商品，那些多赠分量的商品，总会令我们心动。

喜欢便宜，喜欢价廉物美，这是最正常不过的消费心理。不过，对其他类型产品基本正确的购物方式，对食品来说，就未必正确了。

如果你买一款自己喜欢的衣服，完全一样的质地和款式，过季时打对折，那绝对值得一买。同样一款电器呢，打折促销时买显然更为划算。

食品则不一样。经常打折或促销的食品，未必是值得买的东西。

别急着因打折而心动

首先，大部分天然食品和初级加工食品都属于微利销售，与服装类动辄可以砍到五折六折的利润空间不可同日而语。比如说，在不久之前，一袋消毒奶只卖1.5元，扣除它的牛奶原料成本，再扣掉加工、包装、运输、储藏、销售各环节的费用，等等，剩下的利润空间恐怕要以分来计了。其他如豆制品、肉类、粮食等也是如此。原料价格往往随着季节而波动，成品的价格却不能随便涨价，经常还有亏本的风险。所以，它们不会经常打折销售。

你可能会说，但是的确有很多食品类的产品会让利销售啊！是的，但这都是有理由的。

在大超市，快到晚上的时候，散装豆制品和叶类蔬菜通常会降价，或买一送一。但代价是，新鲜程度已经打了折扣，储存到第二天已经很困难了。

豆制品易腐败，也特别容易污染致病菌。买了晚上的降价豆制品，回家一定要立刻煮沸5分钟以上，当晚吃掉，如果吃不完就在加热杀菌之后再放进冰箱里，才能放到第二天吃。否则，万一造成细菌性食物中毒，就得不偿失了。我自己就有过惨痛的教训，傍晚7点钟买的超市散装豆制品，当天晚上食用时加热不够彻底，结果夜里就腹痛难忍，三天后才康复。

蔬菜也是一样，晚上买的绿叶蔬菜要尽快吃掉，不要在冰箱里继续存放三天。因为不新鲜的菜，其维生素C已经降低，亚硝酸盐含量上升，营养价值已经打折，自己并没有捞到什么便宜。

别急着因为赠送而心动

还有一些产品，经常在快要过期的时候赠送销售。比如说，面包买一送一时，其中一包可能是马上要过期的。酸奶和牛奶也是这样，多赠的往往是快到期的产品。其他如点心、罐头等，都是一样的策略。买这种商品也不是不可以，但一定要把快过期的部分赶紧吃掉，不要让它们在家里过期。

还有一些产品，几乎是经常打折优惠，或连买带赠。这种产品就要更小心了，因为这说明它们的成本原来就偏低，价格定得虚高，优惠销售只是一个哄人去买的策略。

有些产品根本不值得买

也有很多产品，本来没有什么健康价值，却卖得很贵，这是最不值得买的。比如说，各种罐装碳酸饮料要买两三元甚至三四元钱一罐，但其中能喝的水，物质成本只值一两角钱而已。易拉罐就有七八角钱的成本，各种广告营销利润等占了大头。消费者岂不是亏大了吗？薯片、膨化食品之类，营养价值非常低，原料只是几角钱一斤，做成油炸品或膨化食品之后，一斤的价格竟然高达二三十元甚至更高！但是，消费者买土豆的时候总埋怨涨价，买薯片的时候却从来不嫌贵，这不是很奇怪的事情吗？

小心包装规格中的花招

在面对不同包装的产品时，还要看看分量的多少。有时候，一款产品似乎价格比较低，但按照单位重量来计算，很可能反而是吃亏的。比如说，一份250克的某产品标价4.00元，同样的饮料200克的产品3.80元，那么事实上是前者更加便宜。然而因为包装形状不一样，感觉上差异不大，消费者往往不加细看，就按价格便宜买走标价3.80元的产品。

按理说，同类产品的价格都应当折算成每公斤的价格，然后进行相互比较；然而大部分消费者在购物时都不用计算器，也懒得做心算，商家就常常利用这种懒惰情绪来玩弄花招。

大包装未必能省钱

也有些时候，人们为了求便宜，喜欢买一些大包装的食品，比如1000毫升装的牛奶和酸奶，比如半斤装的木耳和香菇等。其实仔细算算，大包装食品带来的效益很少，最多不过几角钱而已；而这么大的分量，如果不及时吃完，就会有不小的浪费，最后反而多花钱。

比如说，牛奶喝不完就会长杂菌；酸奶放久了活乳酸菌就会死掉；香菇放久了容易生虫子……最后带来的损失，反而比买小包装及时吃完还要大。何况，它们在厨房里占据那么大的储藏空间，也是一个很大的麻烦。在冰箱里长期占地方，还会花去你不少电费呢！

如果急着把这些食物吃完，硬逼着自己和家人多吃，更加不值得。别以为吃进嘴里就不浪费，变成肥肉存在身上，不仅是浪费，而且影响生活质量和身体健康。

总之，只买富有营养的食物，进行合理的搭配，数量恰到好处，及时吃完一点不浪费，这才是在食品方面节约资金的主要策略。贪便宜买那些吃了之后对身体毫无益处的产品，日积月累之后让我们变得不健康，要花大钱治病，还要承受痛苦，才是最大的浪费！

看穿食品包装上的噱头

人们一边相信“牛奶不能和果汁一起喝”，一边又相信“牛奶加果汁营养更多”；一边相信“牛奶和豆浆不能一起喝”，一边又相信“植物蛋白和动物蛋白一起喝”。到底有没有个准主意啊？

去超市购物时，经常发现消费者容易受到包装上“自卖自夸”型信息的吸引。如何去看待广告中、包装上这些诱人的说辞呢？这里就选一些代表性的说法，来解剖其中的潜台词和产品真相，看看事实是否像它们说的那样诱人。

说法一：“不含防腐剂”。

不含防腐剂，可没说不含有其他食品添加剂。抗氧化剂、香精、色素、发色剂、增鲜剂等都有可能在里面。也就是说，不含防腐剂，并不能保证它是“纯天然”状态。

很多食品天然就是不用防腐剂的，比如罐头，比如一些含盐和糖极高的食品，还有一些极干的食品如方便面、挂面等。因为罐头已把里面的细菌和芽孢彻底杀灭，同时又密封起来，让外面的细菌进不去，所以它不需要防腐剂。没有水，细菌没法繁殖，大量的盐和糖也能起到防腐剂的作用。

不过，盐和糖含量太高，比含有防腐剂还要糟糕。因为摄入过量盐对健康的危害，要比百分之零点几的防腐剂厉害得多。比如说，一些酱油、酱、咸菜等宣称不含有防腐剂，通常都是那种咸味特浓，甚至再加糖掩盖的产品。所以，“本品无防腐剂”不应当成为消费者优先购买某种产品的主要理由。

说法二：“不含人工色素”。

意思是说，这里面还是含有色素的，并不是食品本来的颜色。只不过这些色素不是合成色素，而是从天然原材料当中提取出来的。比如说，含有一些类胡萝卜素的提取物、红曲色素，或者胭脂虫红、紫胶红、叶绿素铜钠等来源于天然食物的色素。

对于大部分消费者来说，天然色素比较令人放心，但在提取过程中，也不排除残留微量的有机溶剂。只要合乎相关产品标准，本来是不必介意的。但问题在于，产品的浓重颜色是色素带来，也就意味着其中的原料并不那么“纯天然”。

比如说，商场中常见那种红色或绿色的“果汁”产品，看起来很像是水果浓缩而成，包装上还画着大大的水果图像。但仔细看了原料说明之后才发现，它含原果汁只有差不多20%。也就是说，其中80%的内容，都是水、糖、香精、色素、增稠剂等混合而成。尽管用的是天然色素，但客观上的结果，是误导消费者，让人们以为它比100%的果汁还要浓厚。

说法三：“不含蔗糖”。

这种宣传常常见于糊粉类产品、饼干、点心之类。它们的包装上写着“不含蔗糖”，也就是说，不含我们日常吃的白砂糖。中老年人，以及糖尿病人，还有肥胖者，都容易受到这种表白的吸引。其实，这可真是一大陷阱。

这些人追求无蔗糖产品的动机，是为了控制血糖。然而，能让血糖快速上升的，远远不仅是蔗糖这种东西。精制淀粉的血糖上升速度已经足够快，以淀粉为原料制作出来的糊精、麦芽糊精、麦芽糖浆、葡萄糖浆、果葡糖浆等，个个都比蔗糖有过之而无不及。在那些声称“无蔗糖”的产品当中，经常可以看到这些配料。糖尿病人要是选择它们，那可真不如直接吃大米饭算了。

从营养价值来说，无蔗糖也不意味着比其他产品营养素含量更高。如果不加蔗糖，体积用什么来填充？无非是淀粉、糊精、油脂之类，也未见得对身体更好。比如说，上面所提到的那些来自于淀粉的配料，都属于营养价值为零的东西，除了提供能量升高血糖之外，对人没什么帮助。

问题在于，它们的价格可是相当高昂，常常给那些缺乏营养常识的老人一种“高档”、“滋补”的错觉。从某种意义上来说，这有点“趁人之危”的嫌疑。

说法四：“不含味精”。

西方的产品比较喜欢这样声称，似乎味精是洪水猛兽。不过，的确有少数人对味精中的谷氨酸钠比较敏感，会产生一系列不良反应，于是就有很多所谓不含味精的产品应运而生。然而，很多专家提示，不含有味精，不等于不含有谷氨酸钠这种成分，更不等于不含有人工增鲜成分。

这是因为，现在食品工业中使用的增鲜剂品种太繁多了。除了味精，还有核苷酸钠，有机酸钠、复配的鸡精，有酵母提取物、植物蛋白水解物等。各种鲜味的水解物、提取物当中都含有相当多的谷氨酸钠，其实和味精也差不了太多。那些对味精敏感的人，以及需要控制食物含钠量的人，都要仔细看看清楚。

说法五：“含有水果营养”。

这种宣传常见于饮料和零食的包装上。说这话意味着里面多少加了点水果或果汁。但是加了多少呢？这可就搞不清楚啦。除非你瞪大眼睛仔细地看看包装侧面的那些小字说明，最后，没准发现“原果汁含量≥2.5%”，也就是说，这点果汁实在可以忽略不计了。

含有水果营养，也不一定是新鲜的水果了。有些产品中放了一小块水果，但是这水果经过高温灭菌，或者本来就是罐头水果，已经不能和新鲜水果的营养价值相媲美。比如说，果粒酸奶保质期21天，放了两星期的水果粒真有那么大的健康价值吗？能有那么浓的香味吗？喜欢那种产品，无非是喜欢其中的水果香精和糖而已。

所谓水果营养，往往只是一种营销的噱头，一个美丽的由头。真那么喜欢水果营养，为什么24小时当中不能抽几分钟时间给自己吃个鲜水果？

说法六：“含有两种食品的营养”。

这类宣传常见于乳饮料和豆浆饮料当中。产品里既有水果原料，也有牛奶原料，然后告诉你说，水果营养不够，牛奶营养也不够，只有喝它这个产品才够。很多人信以为真，放弃了纯牛奶和鲜水果，让孩子改喝这些饮料。

其实呢？这是被广告创意人员牵着鼻子走的典型思维悲剧。聪明的消费者倒是不妨反过来想想，事实是这个样子的：论牛奶营养，它不如纯牛奶；论水果营养，它又不如纯果汁。甚至，它连50%牛奶加50%水果的营养价值都没有。里面牛奶还不到一半，果汁只有五分之一，其中又有增稠剂，又有糖，又有香精等，无非是用这些东西来满足消费者的口味，让那些对牛奶口味不满意、对甜饮料无限热爱的人们能名正言顺地喝甜味的“奶”。

说起来真是荒唐。人们一边相信“牛奶不能和果汁一起喝”，一边又相信“牛奶加果汁营养更多”；一边相信“牛奶和豆浆不能一起喝”，一边又相信“植物蛋白和动物蛋白一起喝”。到底有没有个准主意啊？好歹自己动动脑子啊，千万别广告说什么就信什么。

说法七：“高膳食纤维”。

这种宣传常见于饼干和甜点。现代人大多严重缺乏膳食纤维，连推荐数量的一半也吃不到，所以增加一些纤维供应，的确是件大好事。所以很多热爱健康的人都会被这样的词汇所吸引。甚至有的产品干脆宣称，“纤维含量10%”，更让消费者动心。可惜啊，这些纤维的确存在，只是都被油脂饱和了。

这是因为，粮食、豆类中主要含的都是不溶性纤维，它们的天性是“粗糙”。那些嗓子眼细的人，习惯于精白细软的人，很受不了这种粗糙的感觉。3%的纤维含量已经能带来扎嗓子的感觉，何况是10%呢？可是这些号称高膳食纤维的产品为什么还那样口感出众，粗而不糙呢？无非是油脂在里面“润滑”的效果。

纤维的特点是吸油之后就变软。纸就是纤维素制成的产品。把餐巾纸撕下一小块，用油浸透，手感是不是马上就柔软了很多？撕碎了咽下去都不难。所以，纤维含量越高的产品，通常含脂肪的量也越高。而且，因为饱和脂肪软化纤维的作用更出色，通常都会用含大量饱和脂肪的氢化植物油或者黄油、猪油、牛油等动物油来打理这些产品。——这哪里还有健康价值呢?

说法八:“含有维生素C”。

维生素是好东西，特别是人们认知度最高的维生素C，因为被商家赋予了“美容养颜”的功效，几乎是最吸引女性眼球的一个营养词汇了。在饮料当中，只要宣称添加维生素C，就会让女性趋之若鹜。

其实呢，含有维生素C并没什么稀罕，也增加不了多少成本。如果只说有维生素，却不说加了多少，基本上不用指望它，因为它没打算为其中的含量负责。再说，水果里除了维生素C还有很多保健成分和营养成分，一些饮料里除了维生素C什么好东西都没有，喝它和吃一粒维生素C小药片再喝杯白开水没多大区别，可是小药片才3分钱，而饮料要好几块钱呢，里面还加了好多的糖和香精，维生素C还可能被降解氧化，其实还不如喝白水加药片健康。

说法九:“不含胆固醇”。

凡是植物油都不含胆固醇，实在没什么值得夸耀之处。说这种看似毫无意义的话，是有意无意地利用消费者的无知，暗示其他油脂产品可能会含有胆固醇，有不公平竞争之嫌。还真有人对我说，只买某种油脂产品，因为它“不含胆固醇”。我说，那其他烹调油会不会有胆固醇呢?她说，那谁知道啊，我就是拿不准嘛……我无语了。都是植物油，哪儿来的胆固醇?除非人工往里面加动物油……

不含胆固醇，并不代表这种油对血脂一定有什么特殊好处，更不意味着吃这种油不会让人长胖。比如说，棕榈油不含胆固醇，但它的饱和脂肪酸比例比猪油还要高。含有胆固醇，也不一定就对健康不好，比如鱼油、鱼肝油里就含有胆固醇。无论含不含胆固醇，少吃点油，别吃那些加热很多次的油，才是最要紧的。

说法十：“纯肉无淀粉”。

在肉制品的货架前常听到吆喝这句话。没有淀粉，不等于其中就是纯瘦肉，更不等于其中的原料质量比其他产品更高更安全。西式肉制品不太可能有真正意义上的纯肉，尝一口就知道了。纯瘦肉加热做熟之后质地比较紧密，有肉丝的纤维感，而肉制品都水分丰富，连个肉丝都吃不出来，毫无疑问里面加了大量的保水成分——只不过它们不是淀粉，而是大豆蛋白、植物胶和磷酸盐之类保水物质。

而且，为了让产品质地柔嫩，切片时切面光滑，肉肠中传统上都要加入不少肥肉糜来改善口感。没有淀粉，绝对不意味着其原料中没有肥肉成分，而肥肉恐怕并不是大部分消费者愿意优先购买的原料。

总之，无论在哪个国家和地区，无论去超市还是农贸市场，购买食物的时候都需要动动脑子，不能只看广告或包装上的各种华丽诱人说辞，否则就容易被商家忽悠。

食物价格与营养价值有什么关系

那些贵得离谱的天然产品，多半都是炒作所致，即便有什么概念，也实在不值得追捧。

日常的食物价格上会有不小的差异，比如同样是大米，价格能差好几倍；同样是蔬菜，也能差好几倍。这些价格，和它们的营养价值有关系吗？

要回答这个问题，先要把食品分分类。先说天然食品，再说加工食品。

对于天然食品来说，通常价格稍高的产品质量比较高。这是因为，天然食品本来利润空间就不大，水果蔬菜之类的储藏成本又比较大，它们虚抬价格的情况不太多。有机食品、绿色食品等类型的产品生产成本确实比较高，因为不使用化肥农药，人工费贵，产量又低，如果价格不提高，必然会赔本破产。那些环境质量优越、口感风味出众、生产中科技投入大的产品，也理所应当卖出比较高的价钱。

要想鼓励农民生产优质的产品，最好的办法莫过于优质优价了。如果优质产品和普通产品都卖一个价，那肯定是成本高的优质产品被灭掉，生产者比着降低产品质量，不肯给农田增加投入，倒霉的最后还是消费者。三聚氰胺牛奶事件出现的背景之一，就是因为国内奶源紧俏，国外奶粉涨价，产品又不能涨价，企业的成本压力增大，对原料质量有所放松。

不过，那些贵得离谱的天然产品，多半都是炒作所致，即便有什么概念，也实在不值得追捧。比如说，天价牛肉卖到1200元1公斤，天价大米卖到200多元1公斤，纯属不正常现象，和其中的营养价值没有什么关系。如果自己属于大款类型，愿意以此表现自己的生活水平，那倒也没什么；如果是工薪阶层，实在不必要跟着凑热闹。

对于高度加工产品来说，价格和营养价值完全不成比例。通常它们的价格远远高于天然产品，其中利润空间非常大。例如原料马铃薯不超过5元1公斤，而炸薯片的价格高达每公斤60元以上。然而，炸薯片的营养和健康价值，远远地比不上新鲜的马铃薯，其中还引入了多种有害物质，比如有致癌嫌疑的丙烯酰胺，以及煎炸油当中有毒的氧化聚合产物。

又比如说，可乐类碳酸饮料的原料成本低，消费者喝到的有用成分主要是水，而清水在北京不到5元1吨，足够灌满2000个500毫升的瓶子，或者近3000个易拉罐。其中的磷酸、糖或甜味剂、咖啡因、焦糖色素和香精香料之类，都是对健康没什么益处的东西，而且成本非常低。可以这么说，买可乐的健康效益是负数。而同样的钱，如果来购买蔬菜水果的话，健康效益是正数，而且会很大。

有些时候，食品价格的变化真的会和消费者的健康状况挂上钩，不健康食品涨价甚至是好事。

我的朋友小顾营养师告诉我，他工作的地方附近，早上等着吃炸糕的老百姓每天排成大队，但涨价0.5元后，队伍的长度就少了一半。为什么要涨价呢？因为油涨价了，糯米的价格也涨价了。毫无疑问，如果煎炸油价格再上涨，那么去买这种煎炸食品的人就会更少，大家可能会认为自己烤馒头片儿吃更合算，结果是少吃了很多黑糊糊的煎炸油，减少了衰老和肥胖的危险。

那么，超市里的加工食品提价会不会让人更健康？美国一项长达25年的研究给出的结果很有说服力。这项研究发现，碳酸饮料或比萨饼的价格如果上涨10%，它们在膳食能量当中的贡献就会分别下降7%和12%，也就是说，人们会明显地少吃一些。如果碳酸饮料和比萨饼涨价1美元，还会带来体重下降的效果，也就是说，涨价之后，大家都会少喝饮料，少吃比萨饼外卖，结果是不容易变胖。参与研究的专家们建议，应当想办法制定政策，逼着这些不健康食品提价，以便改进居民的健康水平，预防肥胖和糖尿病之类的慢性病。

据国外媒体近日报道，英国食品标准局正筹划对部分食品征收“脂肪税”，其用意，一则是促进食品企业改善加工食品的营养品质，二则是促使消费者少吃那些脂肪含量过高的食品，从而降低居高不下的肥胖率，间接减少慢性疾病的风险。

这些不幸被列入预备收取“脂肪税”名单的食品，自然主要是一些营养价值不高，而饱和脂肪、糖和能量较高的加工食品，如甜饮料、甜点心、快餐食品等，也包括脂肪含量高的奶酪、冰激凌等乳制品。政府认为，如果通过税收来提高它们的价格，消费者就会少买这些食品，饮食内容会因此变得更健康。

在我国，食品价格的情况就与欧美大不相同。那些西方人认为不健康的食物，如甜饮料、甜点、冰激凌、汉堡包、培根、奶酪等，几乎都是相对昂贵的食物，而时令蔬菜、水果却相对廉价，各种粗粮、豆类、豆制品品种繁多，低收入者也能买得起。既然有那么多物美价廉的新鲜天然食品，为什么我们身边的人却越来越多地消费那些高脂肪、高糖食物，而日益远离新鲜的蔬菜和粗粮薯类呢?

看来，要推进健康饮食，价格并不是影响食物选择的首要因素，健康知识和消费观念似乎更为重要。如果懂得健康饮食的重要性，即便蔬菜水果价格高一点，也会乐于购买，而不会去选购那些高脂肪高糖低营养价值的廉价食品；而不懂得饮食健康的人，即便收入不高，也会花钱来购买那些他们喜爱的不健康食品。

为什么很多人明知一些食品不健康，却总是乐于花高价购买呢?在这个问题上，媒体的责任不可忽视。看看各国的电视屏幕上，那些广告投放最凶猛的食品，最舍得请大牌明星代言的食品，往往也是营养价值最低的高度加工食品。水果蔬菜全谷豆类都是没人做广告的。在广告策划当中，不健康的食品，总是和快乐、自由、时尚等词汇联系在一起，吸引年轻人的关注。

看来，要想让人们吃得健康，花多少钱还是第二位的事情，最要紧的是购物者自己把好关，同时教育好自己的孩子们，让他们知道如何抵制电视广告和超市推销的不良影响。

人以食为天，健以食为先

“人以食为天，健以食为先。”也就是说，食物是维持人体生命和保证健康的物质基础。与其把精力集中在“不能吃什么”的负面想法上面，还不如换个思路，更多地考虑“我应当吃什么”。

在三聚氰胺事件之后，很多朋友都说过这样的话：看过好多关于“有毒食品”的报道，几乎涵盖了我们日常消费的大部分食品。我们中国人还有东西可吃吗?

这样的情绪，很能代表一部分人的心情。他们觉得这也有毒，那也有污染成分，怀疑一切，恐惧一切，感觉餐桌上的东西都很可怕。另一部分人则破罐破摔，既然吃什么都不一定安全，干脆想吃什么吃什么，不去考虑什么营养健康问题。

以上这两种情绪，都不可能增进自己的健康。

在这个环境污染严重的世界上，想找完全不含有毒成分的食物是很困难的。南极的磷虾都已经检出了农药成分，还有什么食品可以纯净？只要检测仪器够精密，在食品当中，能够找到各种各样的化学物质：我们经常吃的药物成分，我们洗澡洗头等日用化学品中的成分，我们施放在土壤中的灭鼠药、灭蟑药、除草剂、杀菌剂，我们工业生产中的废水废渣，我们汽车轮胎的胶粒摩擦微粒，以及我们爱吃的烤羊肉串烟气等，还有包装、运输中无意中沾染的有害物质，以及那些掺杂使假的人故意加进去的“非食物成分”。

在这样一个世界上，我们该怎么办？是扎起喉咙来不吃东西，还是随便乱吃？显而易见，不吃东西是自取灭亡，而乱吃东西会造成营养不良，或者营养不平衡。

尽管“营养不良“和“营养不平衡”这两个词汇听起来一点都不可怕，其实危害比三聚氰胺、苏丹红、吊白块等更大。因为营养不平衡，每年有250多万人患心脑血管病离开这个世界；因为营养不平衡，越来越多的人被癌症和多种慢性病所折磨。奇怪的是，对于这些可怕的疾病，人们倒是满不在乎，不思预防。

反过来想一想，同样在这个污染的世界上，吃着同样地方购买的“不安全”的食品，为什么有人健康，有人不健康？为什么有人活力十足，有人委靡不振？为什么有人苗条健美，有人臃肿松垮？为什么有人肤色润泽，有人枯黄暗淡？这些健康上的差异，能够仅仅用食品安全来解释吗？

人生活在这个世界上，为什么要吃食物？前面说过的这个最基本的问题，却往往被很多人所忘记。想吃食物，爱吃食物，只是一种表象。它的本质是，摄取合理的营养促进人体健康，使人精力弃沛，体格健壮。如果没有了这些营养成分，食物便没有了价值。比如说，纯净水，不含任何毒素，但也没有营养素，靠它没法活命；没有出安全事故的产品如可乐，长期喝它代饭也是死路一条。

正因为如此，对于食物，仅仅要求“安全”，还是远远不够的。因为不够安全而放弃对食物中营养成分的摄取，更是缺乏理性的。

在纷纷扰扰的食品安全事件中，不妨如此来理清思路：

食品中的不安全因素，是外界带给我们的危险。这些危险的大小我们很难预知，无休无止地为它们而烦恼，对保障自己的健康来说，没有多少实际益处。

食品中的营养成分，是大自然带给我们的恩惠。这些好处已经得到科学的证实，我们可以通过自己的选择来获得它们。对于保障自己的健康来说，正确的选择更重要。

举一个不够准确的例子：尽管世界上经常发生交通事故，但如果买一辆车，我们不仅会考虑安全性能，还要考虑它的其他性能，它能够给我们带来的实际好处。因为，归根到底，我们是为了车的好处而买车的。

同样，我们是为了食物中的营养成分而吃食物的。也就是说，既然人们无法离开食物而生存，与其把精力集中在“不能吃什么”的负面想法上面，还不如换个思路，更多地考虑“我应当吃什么”。

令人高兴的是，如果我们选择有利于营养和保健的食物，那么我们也就远离了很多不安全的因素。一方面，这些食物往往更优质，更新鲜，不利健康的成分比较少；另一方面，这些食物能够提高我们的抵抗力和“排毒”能力，从而帮助我们的身体清除污染，提高整体安全水平。

同时，如果我们找对了关键点，建立了健康饮食的基本观念，就能少受一些错误信息的影响，不在那些细枝末节的“相克”之类事情上弄得晕头转向，把注意力放在如何让自己摄入平衡营养的大事上，比如说，吃足够多的新鲜蔬菜，经常用粗粮、豆类和薯类替代白米白面，多吃清淡的天然食物，日常烹调少油少盐少糖，肉类海鲜不过量。

这些健康的做法，会给你的健康打下一个良好的基础。有它们垫底，就算食物中仍然存在着许多不安全的因素，至少我们可以得到生命所需的各种宝贵营养成分，保持健康状况和“解毒”、“排毒”能力。在此基础上，再按照自己的体质来选择具体品种，饮食的质量就可以大大提高。

思路决定出路。只要换一个角度思考，在这个世界上，安全、营养和美食可以和谐共存。

学会看食品的“简历”——标签

有很多产品自己做个标志印在上面，消费者以为还是什么认证。那些商家自封的标志不必在意，但产地说明还是值得看看的，因为如果产地生态环境好，周围没有污染源，产品的安全质量就会让人放心。

在超市里买东西的时候，你会主动去看包装上的食品标签吗？

据我所做的调查，八成消费者是不看标签的。有些人表示，看了也看不懂，然后就干脆放弃了。然而，在选择加工食品的时候，一定要学会看食品标签，才能找到最适合自己的食物。否则不会知道自己到底吃进去什么东西，甚至像序言中所举的例子那样，干脆买错东西。

为了让消费者知道产品的品质和内涵，各国都制定了相关法律，要求加工食品在包装上说明产品信息，以保障消费者的知情权。然而，绝大多数消费者根本不看这些信息，有些人看过，但是看不懂，不得要领。

这里我们就学习一下，怎么看懂食品标签，要看的是哪些项目。

看食品类别

标签上要标明食品的类别，类别名称必须是国家许可的规范名称，以免企业“忽悠人”。

例如，一盒饮料的名字叫做“咖啡乳”，但它究竟是一种饮料，还是一种牛奶制品？如果看见标签上的“食品类别”项目注明“调味牛奶”，这就说明，这是在牛奶当中加了点咖啡和糖，而不是水里面加了糖、增稠剂、咖啡和少量牛奶。这样的产品和牛奶的营养价值比较接近。

反过来，如果是在水里加了点牛奶和咖啡，那么在食品类别上就属于“乳饮料”，不能叫做“调味牛奶”。它的营养价值就比牛奶差远了，不能用来替代牛奶给幼儿喝。

看配料表

食品的营养品质，本质上取决于它的原料及其比例。无论它的广告说得多么天花乱坠，一看配料表，往往就会真相毕露。

不过，找到配料表有时候很不容易。首先要把包装四面都看清楚，皱褶部分要翻开，甚至顶部和底部也要翻过来看看。因为有些企业非常不愿意消费者看到产品原料的细节情况，不仅把字印得特别小，而且往往藏在最不容易找到的地方，比如接缝的地方，皱褶里面，最边缘的地方，甚至是包装底部。不过不用担心，只要你耐心寻找一定能找到，否则该产品就是违法产品，你可以举报它。

配料表有三大看点：

第一大看点看原料排序

按法规要求，用量最大的原料应当排在第一位，最少的原料排在最后一位。

例如，某种产品的配料表上写着“米粉，蔗糖，麦芽糊精，燕麦，核桃等”，说明其中的米粉含量最高，蔗糖次之，其中的燕麦和核桃都很少。这样的产品，营养价值还不如大米饭。如果产品的配料表上写着“燕麦，米粉，核桃，蔗糖，麦芽糊精等”，其品质显然会好得多。

第二大看点，看是否有你不想要的原料

如糖、盐、氢化植物油等不健康配料，还有可能产生过敏或不良反应的配料。

比如说，如果一个人对花生过敏，那么买饼干点心等食品的时候一定要非常仔细地看看，配料表中有花生的绝不能买。还有些产品会标明“本品可能含有微量的花生成分”，意思是说，虽然配料表中没有花生，但是加工的时候，含有花生配料的产品和这个产品共用一套生产线，那么有可能少量花生原料会混入这个产品当中。凡是对花生过敏的人，就要小心了，哪怕少量的花生也可能引起反应。

第三大看点，看其中的食品添加剂

目前我国对食品添加剂的标注也越来越严格了，从2010年6月开始，企业必须明明白白地标注出所有的食品添加剂，而且要放在“食品添加剂”一词的后面，让消费者明白，这些奇怪的词汇都是食品添加剂。

法规还规定，不能简单用“色素”、“甜味剂”等模糊的名称，必须注明食品添加剂的具体名称。这样，消费者可以从配料表中直接看到一些自己平日陌生的词汇，通常意味着食品中含有某些食品添加剂。

看食品添加剂并不难，看到带颜色的词汇，比如“柠檬黄”、“胭脂红”等，一般是色素；看到带味道的词汇，比如“甜蜜素”、“阿斯巴甜”、“甜菊糖”等，肯定是甜味剂；看到带“胶”的词汇通常是增稠剂、凝胶剂和稳定剂，等等。看多了就习惯了。

看营养素含量

对很多食物来说，营养素是人们摄取的重要目标，蛋白质、维生素、矿物质的含量越高越好。而对于以口感取胜的食物来说，也要小心其中的能量（也就是“热量”或“卡路里”）、脂肪、饱和脂肪酸、钠和胆固醇含量等指标。这几个项目，自然是越低越好的。

例如，某女士要购买一种豆浆粉产品，是为了摄取大豆中的蛋白质和保健成分。那么，一般来说，蛋白质含量越高的产品，表示其中从大豆来的成分越多，保健作用也就更强。产品A中含有15%的蛋白质，产品B中含有18%的蛋白质，那么肯定是后者更合算一些。

看产品重量、净含量或固形物含量

有些产品看起来可能便宜，甚至贴着“降价”标签，但如果按照产品重量来算，反而比其他同类产品昂贵。也可能一种产品用手掂一下觉得挺重，但重量都来自包装，或者其中加的水，包的冰，结果真正能吃进去的部分可能没多少分量。

看生产日期、保质期和保质条件

保质期指可以保证产品出厂时具备的应有品质，过期后品质有所下

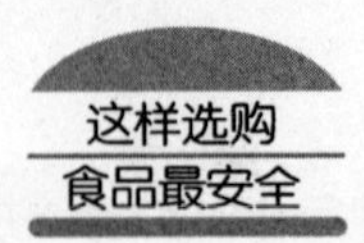

降，但很可能吃了也没危险；保存期或最后食用期限则表示，过了这个日期便不能保障食用的安全性。

在保质期之内，应当选择距离生产日期最近的产品。就算没有过期，随着时间的延长，其中的营养成分或保健成分还是会有不同程度的降低。

过了保质期的食品，未必就不能吃，可以试着打开看看，如果风味和状态正常，可以经过彻底加热之后食用，但这时候营养价值肯定已经打了折扣。

看认证标志

很多食品的包装上有各种质量认证标志，比如有机食品标志、绿色食品标志、无公害食品标志、原产地认证标志等，还有QS标志，没有它的食品就不能进入超市销售。这些标志代表着产品的安全品质或管理质量，具体意义在后面还会细致说明。在同等情况下，最好能够优先选择有认证的产品。

需要注意的是，有很多产品自己做个标志印在上面，消费者以为还是什么认证。那些商家自封的标志不必在意，但产地说明还是值得看看的，因为如果产地生态环境好，周围没有污染源，产品的安全质量就会让人放心。产地污染大的地方，各种污染物质会从土壤、灌溉水中进入植物体内，比施农药还可怕。

细看以上信息之后，产品的优劣就一目了然，广告宣传也不再能够轻易“忽悠”你购买那些对厂家来说利润最大的产品了。

有人说：买个吃的东西还要这么累啊！是啊，如果你买电脑，要不要知道其中CPU是什么速度，硬盘有多大？买车子，要不要知道它的配置高低，发动机什么性能？如果不了解这些，光看外表漂亮就买，难免会吃亏。买食品影响到我们的健康，怎么能糊里糊涂地买呢？花点心思，多点投入，难道不是理所应当的吗？

在后面的内容当中，还会以很多加工食物为例，帮助大家读懂食品标签。

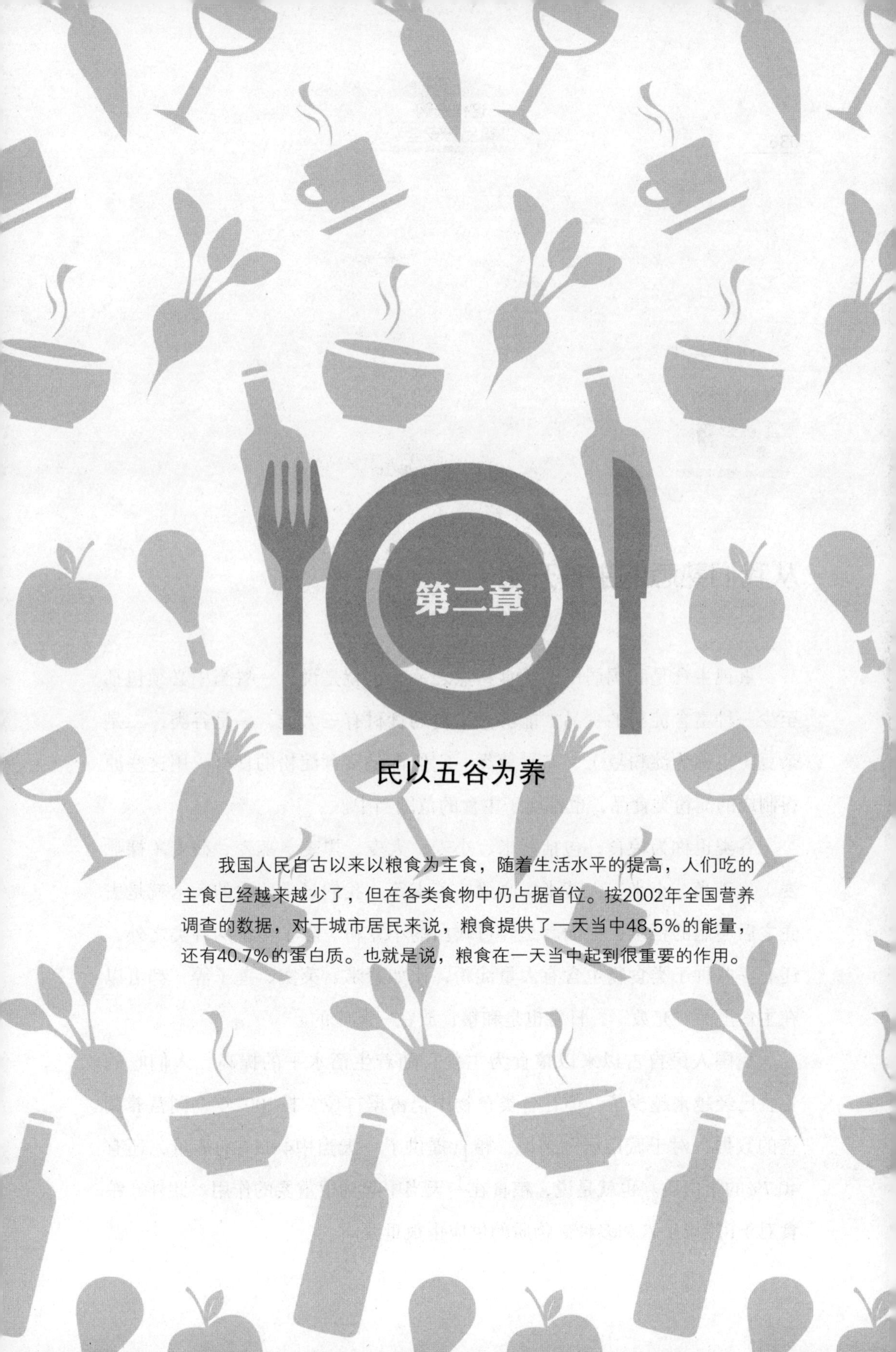

第二章

民以五谷为养

我国人民自古以来以粮食为主食，随着生活水平的提高，人们吃的主食已经越来越少了，但在各类食物中仍占据首位。按2002年全国营养调查的数据，对于城市居民来说，粮食提供了一天当中48.5%的能量，还有40.7%的蛋白质。也就是说，粮食在一天当中起到很重要的作用。

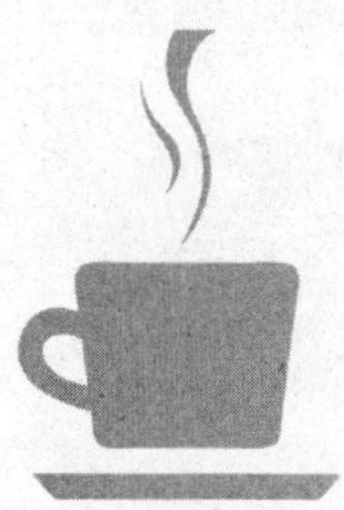

从我们熟悉的主食开始

重视主食是我国居民的饮食特点之一。也就是说，一餐当中必须包括至少一种富含淀粉的食品。能够做主食的食材有三大类，一是谷类，二是杂豆（也称为淀粉豆），三是薯类。它们都是富含淀粉的食材。用这些原料制成的淀粉类食品，也都属于主食的范围当中。

谷类也称为粮食，包括稻米、小麦、大麦、黑麦、燕麦、莜麦（裸燕麦）、玉米、小米、大黄米、高粱、荞麦等。我们日常所吃的大米就是去壳之后精制的稻米，白面就是经过碾白的小麦粉。除了传统的谷类之外，还有一些种子类食物也含有大量淀粉，比如薏米、芡实、莲子等，都可以在主食里面“充数”，日常也是和粮食放在一起吃的。

我国人民自古以来以粮食为主食，随着生活水平的提高，人们吃的主食已经越来越少了，但在各类食物中仍占据首位。按2002年全国营养调查的数据，对于城市居民来说，粮食提供了一天当中48.5%的能量，还有40.7%的蛋白质。也就是说，粮食在一天当中起到很重要的作用。此外，粮食对于B族维生素和多种矿物质的供应也很重要。

再说说杂豆，它就是日常能够用来做成豆沙、粉丝、凉粉的那些豆子，包括红小豆、绿豆、芸豆、干豌豆、干蚕豆等。它们都可以替代粮食当主食，日常生活当中，也都是用来煮粥、煮饭吃的。

薯类包括马铃薯（土豆）、甘薯（红薯、白薯、地瓜、红苕）、山药和芋头。它们不那么干，含水比较多，同时也含有很多淀粉，蒸熟、煮熟之后可以当饭吃。如果用马铃薯或山药来替代粮食，同样吃到饱的话，得到的各种维生素和矿物质都会大大高于大米饭。西方人往往用烤马铃薯来当主食，或许因为它比起粮食来营养价值更高。

同时需要说明的是，主食还包括用这些食材做成的各种加工品。它们包括：

——大米做成的米粉、米线、米皮、米凉粉等；

——糯米做成的年糕、米糕、汤圆、粽子等；

——面粉做成的各种面条、面包、花卷、馒头、大饼、烧饼，以及带馅的饺子、包子、馅饼等；

——玉米做成的玉米棒、爆米花、菜团子、窝头等；

——燕麦做成的燕麦片，荞麦做成的荞麦面等；

——薯类做成的烤红薯、土豆泥、拔丝山药、蒸芋头、含土豆菜肴等。它们似乎不像是主食，属于零食或菜肴，但因为都含有淀粉，能部分替代主食，吃了它们就要减少主食的量。

——杂豆类做成的豌豆黄、芸豆糕、绿豆凉粉等；它们似乎不像是主食，属于小吃类，但因为都含有淀粉，能部分替代主食，吃了它们就要减少主食的量。

——面粉加其他配料做成的各种面点、饼干、曲奇、膨化食品等；这些虽然不像是主食，也不希望用它们来当主食，但因为都含有淀粉，能部分替代主食，吃了这些食品就需要减少主食的量。

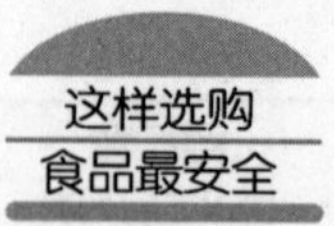

粮食种类多，粗细各不同

在几十年前，绝大多数国人天天吃粗粮，从心底里非常向往“细粮”。现在人们已经很少听到细粮这个词汇了，因为每天都吃。倒是经常听到营养专家号召大家吃粗粮杂粮。

什么叫做粗粮呢？就是没有经过精磨的粮食。所有的粮食都是谷类植物的种子，既然是种子，它们就有个特点：颗粒很硬，外皮坚韧。这是为了保护种子能安全度过几个月时间，第二年再发芽生长。问题是，植物这个保护后代的美好心愿，对于人类来说是个麻烦。完整的种子都比较难煮，嚼起来比较费劲，咽下去的时候总觉得不够柔软顺口。这样的粮食，就叫做粗粮。

“粗粮”这个词，听起来有点土，可以换个说法，叫做“全谷”。全谷是完整的种子，把它浸泡一下，种在土里，它就会发芽生根。所以很多健康人士都说，全谷是“活”的食物，养分丰富，具有生命的力量。

中国人自古以来讲究“五谷为养”，其中的五谷说的是各种植物的种籽，包括小米、大黄米、豆子、小麦（全麦）和水稻（糙米），还有的说法包括麻籽。因为两千年前的古人还没有掌握制作如今这种精白米和精白面粉的技术，所吃的东西基本上都是“全谷”，也就是粗粮。

大米和小麦，是世上仅有的两种能做成“细粮”的粮食。所谓细粮，就是经过精磨处理，去掉粮食外层的粗硬部分，剩下中间柔软粉质的部分。白米很容易煮熟，煮好之后颜色洁白晶莹，口感非常柔软。白面做成各种食物之后柔韧可口，特别是发面之后很松软有弹性。粗粮是不可能达到这种口感的。所以，人们只要一吃到“细粮”，就对需要煮半天嚼半天的粗粮充满了嫌弃情绪。

除了白米和白面，其他所有的粮食，包括没有碾白的糙米和全麦，以及有色的黑米"紫米"红米，都叫做粗粮。除了粗粮之外，那些含淀粉的杂豆、以及含淀粉的薯类，都属于杂粮的范畴。过去，人们因为没有足够的粮食吃，经常用这些食物来充数，杂七杂八都充粮食的数，所以叫做杂粮。

其实，粗粮和杂粮，或者统称为粗杂粮，实在是比白米白面营养好得多。它们都能够发芽，而白米白面都是不能再发芽的，其中与生命关系最大的部分已经去掉了。这是因为，种子的"谷胚"，也就是未来发芽的部位，位于谷粒的边缘上。种子的种皮和皮下几层细胞比较粗硬，人们要把它们碾磨去掉，才能让米粒或面粉变得柔软。但这个碾磨过程中，会把谷胚一起去掉。

谷胚是种子的营养精华所在，营养价值特别高。谷皮和附近的"糊粉层"细胞虽然口感粗一点，但维生素和矿物质含量特别高。如果把谷皮、糊粉层和谷胚都去掉，粮食里面的维生素和矿物质就只能打三折了。也就是说，七成营养都和磨掉的"米糠"或"麦麸"一起损失掉了。想想多可惜啊。

剩下来的是什么呢？是中心部分的胚乳部分。这里面有大量的淀粉，还有部分质量不高的储藏蛋白，但是膳食纤维、维生素和矿物质的含量很低。

有些人以为中国人祖祖辈辈都是吃白米饭长大的，实在是一种极大的误解。人人都能吃上这么白这么软的白米饭，也就是最近30年的时间。

那么30年前人们吃什么呢？叫做标准米和标准面粉。它们不算是糙米、全麦，但是比现在所吃的米面要粗很多，叫做"八一粉"和"九二米"，意思是把小麦外层部分去掉19%，米的外层部分去掉8%，口感多少有一点粗，颜色不那么白，但营养素大部分都保留下来了。

现在市场上销售的大米都白得晶莹透亮，面粉做熟之后还是很白，就是所谓的精白大米和精白面粉。它们差不多把子粒外层30%的部分都扔掉了，口感特别细软，但营养价值真是相当低。

目前，如果没有特殊说明，绝大部分主食品和粮食加工品都是用精白大米和精白面粉制作的，包括米饭、米粉、米线、年糕、馒头、面包、饼干、面条、烙饼、包子皮、饺子皮、馄饨皮等。稻米和小麦发展成为世界上最重要的两种谷类作物，正是因为它们便于被“精磨”或“碾白”的缘故。其他粮食都委屈地叫做“粗粮”，因为它们很难做成这么“细”的状态。

挑大米的学问

糙米的口感比白米粗一些，需要煮的时间也更长，用普通电饭锅很难煮软，要提前泡几个小时再和白米一起放到锅里。

大米是我国人民最爱的主食，大概占粮食总消费量的6成。挑选大米的时候，只要注意下面六个要点，就能买到自己满意的产品了。

1. 按类型选大米，考虑烹调需要。

按淀粉结构的特点，也就是说，按口感的不同类型，大米可以分为两类：籼米和粳米。在每一类当中，又都有糯性品种和非糯性品种，其中的糯性品种就是日常所说的“糯米”，也有人称为“江米”。

籼米也称为“机米”或“长粒米”，是适合在亚热带或热带种植的品种，泰国香米就属于这一类，杂交稻出来的大米也属于这一类。它颗粒瘦长，半透明状态，黏性较差，煮熟之后米粒颗颗松散，适合用来制作炒饭。用它煮饭的时候，要适当多加点水，合适的比例是1斤米放1.5斤水。籼米比较“出饭”，容易吃饱，但按同样一碗饭来说，吃了之后比粳米容易饿。

粳米就是日常北方人吃的大米，属于短粒米，适合在温带地区种植，颗粒呈长圆形，半透明，黏性适中，煮熟之后米粒有点黏性，但又有弹性，口感迷人。它适合用来煮饭或煮粥，但吃水比较少，1斤米放1.2～1.3斤水就可以了。如果煮饭前先在冷水中泡米半小时，口感会更好。

糯米的米粒是白色不透明状态，可以是长粒或短粒，短粒的称为“粳糯”，长粒的称为“籼糯”。它的特点是黏性大，米粒煮后无法分开。通常用来制作粽子、米糕、汤圆之类。煮粥如果想黏一点，不要加碱，加点糯米就行了。

2. 按米质选大米，观察外观形态。

大米的质量分为外观品质、蒸煮品质、理化品质、安全品质等很多方面。消费者能看到的是外观品质和蒸煮品质。

对于精白米来说，米粒大小均匀而完整，没有断粒，透明状态好，外观品质就高。如果看到里面碎米很多，米粒上面一块透明一块不透明，外观品质就差。这说明种植的时候成熟度可能不均匀，或者米粒强度韧性不够。

如今的碾米机械可以做出“水晶米”，表面上的灰都是吹干净的，完全没有杂质沙粒之类。但米不太可能油光发亮，过分油亮的米很可能是假的。仔细闻一闻大米，有淡淡的天然米香，但不可能香气很浓老远就闻见，如果那样就是加了香精。

蒸煮品质对于大米的价格影响比较大，不过消费者恐怕很难在超市鉴定，只能回家之后煮了饭再品尝鉴定。蒸煮品质好的大米煮后颜色洁白，米粒柔软而又有弹性，风味清香，滋味纯正，嚼后微甜。如果米饭煮完之后米粒都黏在一起分不开，或者不能抓成一团，口感太硬或太软，都不是好品质的米。

在日本、韩国、香港等地的市场上，口感好的大米价格可以大大高于普通的米，甚至差好几倍。口感好的大米煮成米饭之后非常美味，甚至没有菜都能吃得津津有味。

不过，米质的好坏，和它的营养价值没有什么联系，甚至可能是反面的联系。一般来说，大米的蛋白质含量越高，口感就越差，维生素也不会更多。所以，不要以为价格高的好吃的米就一定更健康。

3. 按包装选大米，考虑保质期和需要量。

大米以前都是散装或麻袋装，现在包装类型很多，有抽真空袋包装，礼盒小包装，还有2公斤、5公斤、10公斤的塑料袋包装等。

精白大米本身可以长期保存，前提是不受潮，没也有虫卵。储藏一年以上的米，风味口感都会变差，还可能有不新鲜的气味，甚至生霉长虫。考虑到目前家庭人口都少，吃米的数量有限，建议购买5公斤以下的小包装。假如要长期保存，购买抽真空包装最为理想，因为没有氧气就不会长霉也不会生虫。

如果买的是糙米、胚芽米、营养强化米等品种，建议还是购买真空包装。因为这样的产品保质期比白米要短，在储藏中更容易劣变，真空包装可以减少营养成分和新鲜风味的损失。

4. 按粗细选大米，糙米比精白米好。

前面说到，大米是水稻的子粒，脱壳之后就是糙米。在古代，人们所吃的大米都是糙米，日本称为“玄米”，英文翻译叫做“褐米”（brown rice），意思是说，糙米是不那么白的。它的颜色是淡黄色到淡褐色，或者还发一点绿色，表面上有点棱。

经过精磨之后，糙米变成了白米。我们日常所说的、所吃的大米，那种用电饭锅可以轻松煮熟的大米，都是精白处理过的大米，简称白米。稻米本来维生素和矿物质含量就比其他粮食要低一些，只有小麦的一半左右；在碾压过程当中，维生素和多种矿物质又损失惨重，如维生素B_1的损失接近80%。精制过程中，还损失了绝大部分膳食纤维。

所以，精白米的营养价值是各种粮食当中最低的，糙米就好多了。如果能够在每天煮饭煮粥的时候配一半糙米一起煮，米饭米粥的营养价值就能大大提高。古人说吃米油令人肥白，说的可不是用精白米，而是用糙米煮粥，煮出来后取表层有点油的那一层来吃，能强健脾胃，让营养不良的人脸色慢慢变得滋润起来。

糙米的口感比白米粗一些，需要煮的时间也更长，用普通电饭锅很难煮软，要提前泡几个小时再和白米一起放到锅里。如果家里有电压力锅，一般都专门有煮“五谷饭”或“粗粮饭”的程序，糙米饭做起来就非常简单了。不过，糙米的味道非常好，有一种天然的香味。用它来配精白米一起做饭，既不会太硬，又能让米香味更浓郁。

留胚米、胚芽米等特种米也不错，它们把米胚当中的宝贵蛋白质、维生素B族、维生素E和锌等成分保留下来，营养价值大大超过普通精白米，口感介于糙米和白米之间。

5. 按颜色选大米，颜色越深越好。

市场上有白、紫、黑和绿等颜色的米，其中白米的营养质量最低，黑米的营养价值最高。营养分析表明，与精白大米相比，黑米中的B族维生素含量是大米的4倍左右，钾、镁、铁、锌、锰等微量元素分别是大米的4.4倍、6.0倍、1.7倍、3.8倍和1.7倍，赖氨酸含量是普通大米的2~2.5倍。米的颜色主要来自花青素类物质，而花青素具有强大的抗氧化作用，对于保护心血管、预防癌症都有帮助。颜色越深，抗氧化活性最强，所以紫米、黑米都是上佳选择。

我国传统医学还认为，紫米能补血益气、暖脾止虚、健脑补肾，这与其中铁、锌、锰等微量元素含量高有一定的关系。同时，糙米里面含有γ-氨基丁酸，它对于平稳情绪有一定帮助。

贫血的女性、中老年人群都适合选择糙米和各种深色的米，以便更好地得到大米中的营养。糖尿病人也适合选择糙米和有色米，因为它们消化速度比精白米慢，有利于控制餐后血糖的上升，还能部分弥补B族维生素从尿里过量排出的损失。

6. 按安全性选大米，有机大米和绿色认证大米更放心。

大米当中的重金属残留与种大米的农田环境质量有关，大米中的农药残留则和栽培管理措施有关。虽然大米是一种不太容易残留大量农药污染的食品，但如果田里的重金属污染太严重，米里面的铅、汞、铬、镉等重金属元素就会升高。比如说，近年来频频曝光的“高镉米”“高铅米”就是环境污染的结果。

2002年农业部稻米及制品质量监督检验测试中心曾对全国市场稻米进行安全性抽检。结果显示，稻米中超标最严重的重金属是铅，超标率28.4%，其次就是镉，超标率10.3%。如果土壤或灌溉水有污染，除了铅和镉，其他如汞、铬等元素也会进入大米和各种米制品当中。

这些污染元素一旦进入人体就很难排除，长期食用会对人体健康产生威胁。所以说，大米的“出生”地点非常要紧。如果产地附近没有工业污染，灌溉水源又优质无污染，那么大米的安全性应当是可以令人放心的。

拥有“有机食品”和“绿色食品”标志的大米，证明产品来自清洁无污染的农田环境，而且没有使用过高毒、高残留农药，那么吃起来就会更加放心，风味通常也比较令人满意。选择这样的产品，在保证自己健康的同时，也能促进生态环境的保护。

面粉比面子要重要

制作饼干、蛋糕之类完全不需要韧性的食品，或者一些需要脆爽的煎炸食品，普通面粉也嫌韧性太强，甚至还要额外加一些淀粉，稀释蛋白质的含量，来降低面团的韧性。

小麦磨成的面粉，是世界上的第一大主食原料。据说世界上有上万种面食的制作方法，花样无穷丰富的面食面点，香气四溢的焙烤食品，毫无例外地是用面粉做的。虽说现在很多家庭已经不再自己动手做馒头烙饼，但毕竟用到面粉的家庭还不少。

如今一切食品的品种都细化了，面粉也不例外。过去的“标准粉”已经很难在市面上看到了，出粉率在75%以下的精白面粉占据了超市的面粉柜台，简称精白粉。除了一般性的精白粉，还有产品号称“雪花粉”“麦心粉”等，也有饺子粉、面包粉、自发粉、全麦粉、营养强化粉等用途不同的产品，让人眼花缭乱。

若按大类分，面粉分为专用面粉和通用面粉两类。通用面粉就是没有说明具体目标是要做什么食品，一般都可以用；专用面粉是根据某种特殊用途的需要来设计的。

精白粉是一个笼统的名称，细分还可以分为特一粉和特二粉。等级越高，出粉率越低。也就是说，把外面那些口感粗糙、颜色发暗的部分扔掉的越多。所谓雪花粉，不是一个等级或品种，只是一种自夸性的名字，意思是说自己的面粉颜色非常白，口感非常细腻。所谓麦心粉通常是比特一粉还要精的面粉，意思就是外层的部分抛弃更多，只留下小麦中心的胚乳部分磨成的面粉。这样的面粉颜色更白，做成面食之后口感通常也更滑爽。当然，从营养价值来说，它们所含维生素和矿物质会比其他面粉更少。

面包粉属于专用面粉，是专用来做面包的。面包要想蓬松可口，富于弹性，必须用蛋白质含量特别高，通常是12%以上，也就是面筋特别多，筋力特别强的面粉，其中还要加入少量的氧化剂和乳化剂，才能达到最佳的效果。这类面粉家用比较少，主要是面包厂使用。

饺子粉呢，也算专用面粉，不过它没有那么专一，凡是需要韧性的家用面食品都可以用它来做，比如馒头、包子、花卷之类需要膨发后富有弹性的食品，还有饺子皮、馄饨皮、面条之类需要韧性拉力的食品，最好都用它来做。饺子粉的蛋白质含量水平在中高程度，大概在10.5%以上。

制作另一些不需要太强韧性和弹性的食品，比如烙饼、烧饼之类，就不必用饺子粉了，普通面粉就可以。制作煎饼之类不需要韧性、更需要柔软的食品，则可以用蛋白质更低一些的品种。

制作饼干、蛋糕之类完全不需要韧性的食品，或者一些需要脆爽的煎炸食品，普通面粉也嫌韧性太强，甚至还要额外加一些淀粉，稀释蛋白质的含量，来降低面团的韧性。若用饺子粉来做，那可就麻烦了——饼干一口咬不断，蛋糕弹性很强，感觉岂不是很奇怪？

自发粉又是做什么的呢？它里面加了化学膨发剂，比如碳酸氢钠、碳酸氢铵、碳酸钙、磷酸氢钙、明矾等。不需要加酵母发面，只要加水之后，发生酸碱反应，产生二氧化碳和氨气等气体，加热后气体膨胀，同时面团固化，就能使面团产生孔状结构。自发粉可以用来做蛋糕、包子、烧饼之类，也经常用在混合一些粗粮粉的产品制作当中。比如说，市面上的“玉米饼”、“紫米饼”等，其实不全是玉米、紫米做的，而是用它们加面粉混合制作的。因为这些粗粮材料没什么弹性，口感比较差，加点自发粉配着，或者干脆加点泡打粉，做出来口感柔软多孔，蓬松可口。

不过，因为没有酵母的生物发酵作用，用自发粉做出来的包子虽然有气孔，却没有发面特有的香气，也没有发酵食品的营养价值。相反，产气所需的小苏打和明矾等对维生素B_1有一定破坏作用，还增加了对控制血压不利的钠盐。

近年来，很多人对全麦粉产生了兴趣，认为它更加健康。前面说到，谷粒不是给人类专门设计的食物，它的设计只考虑到种子如何熬过秋冬，等到春天，再萌发成为一棵新苗。所以，小麦粒的外层是坚硬的种皮，富含纤维素。如果把种皮磨碎，混进面粉中，就是扎嗓子的麸皮小片，颜色是淡褐色的，在所谓的全麦面包和全麦馒头产品中经常可以看到麸皮的碎片。麸皮部分有相当多的维生素B族和矿物质，但是口感实在有点粗。

靠近种子外层的一侧，是小麦的胚，也就是将来发芽的地方。小麦胚中含有非常丰富的维生素E和不饱和脂肪酸，能榨出“小麦胚芽油”。里面还有大量的维生素B族，极多的锌，以及优质的蛋白质。种子的外围还有一层糊粉层，它也含有大量维生素和矿物质，以及优质的蛋白质。可惜，在制作精白粉的时候，胚、糊粉层和麸皮都要去掉。因为糊粉层口感也比较粗，而胚含有油脂，储藏时还容易变味。如果带着这三个部分，做出来面食品的口感就不细腻，弹性差，颜色发暗而且不均匀。——总之，真正的全麦粉不那么招人喜欢。

为什么国外非常提倡吃全麦食品？一方面，吃全麦食品能得到种子当中的所有营养成分。同时，因为全麦粉比较粗糙，能帮助人们控制食量。吃白馒头很轻松，吃全麦馒头就比较费劲，没人想再吃第二个。另一方面，全麦粉的餐后血糖反应比较低，也更适合需要控制血糖的人。

全麦粉，顾名思义，本来应当是小麦粒磨出来的所有成分，包括外面的麸皮，靠近麸皮的麦胚和糊粉层，都一起混进去。但是目前市售的全麦粉往往只是精白面粉加麸皮而已，没有加入麦胚，只是纤维多了一点，营养价值还是远远比不上全麦粒。为什么要这样做呢？因为只要加入小麦的胚，保质期就会大大缩短。

此外，市面上还有添加多种维生素和矿物质的“7+1”营养面粉，它们是国家公众营养与发展中心和国家营养改善项目办公室组织营养专家设计的强化面粉配方，其中“7”为基础配方，包括铁、锌、钙、维生素B_1、维生素B_2、叶酸、尼克酸，必须要添加到产品当中；“1”是维生素A，为建议添加的成分。

粮食怎样杂着吃

粗杂粮都是植物的完整子粒，没有经过精磨除去外层。种子表面都有严密的保护，吸水速度很慢，所以很多粗杂粮品种都需要长时间地烹调。

除了精白大米和精白面粉之外，其他粮食都叫做粗杂粮。说起来，粗杂粮的品种很多，主要分成粗粮和淀粉豆类两个大类。

粗粮都属于谷类，包括前面提到的糙米和全麦，也包括颗粒细小的小米、大黄米，麦类中的燕麦、莜麦（裸燕麦）、黑麦、大麦、青稞（裸大麦），还有玉米、高粱和荞麦等。

淀粉豆类就是能够煮成豆沙状态的各种豆子，包括红小豆、绿豆、蚕豆、干豌豆、扁豆、各种颜色和花纹的芸豆等。它们的淀粉含量在60%左右，往往和粮食一起烹调。黄豆和淀粉豆不一样，它是能榨油的种子，其中几乎不含有淀粉，所以不属于杂粮。在国外，它是和肉类放在一起的，因为它富含蛋白质，可以替代肉食。

广义来说，薏米、芡实、莲子等植物种子也属于杂粮，因为它们同样是富含淀粉的食物，淀粉含量在70%左右。

粗杂粮的营养价值普遍高于白米和白面，特别是豆类，维生素和矿物质的含量是精白米的3～12倍之间，蛋白质含量是大米的3倍左右。所以，中国营养学会忠告国民，每天的主食都要粗细搭配，经常吃点粗杂粮有益健康。

在选择粗杂粮的时候，不妨遵循下面这几个原则：

按体质挑选

粗杂粮通常都有一定的保健作用，对于某些人可能更适合。首先，从中医角度来说，它们的寒热性质不同，适合的体质也不同。

粗杂粮当中，大黄米和高粱属于温性，常吃的是黏性的品种。它们都略微有一点点涩味，有利于改善消化吸收功能，还能温暖身体。吃凉东西容易腹泻，平日消化不良者特别适合吃它们。身体虚弱的老年人冬天吃也非常好。但是，黏性的粮食不适合糖尿病人，因为在粗杂粮当中，黏性品种的血糖生成指数是最高的。

燕麦也是偏温的主食，煮出来也会发黏，但是与黏大黄米完全不同，它的黏性不是来源于支链淀粉，而是来源于β－葡聚糖，有利于控制血糖和血脂的上升。所以它非常适合糖尿病人和血脂异常患者。燕麦本身是麦粒状，压扁之后就是纯燕麦片，煮起来比燕麦粒更方便。

如果是为了保健目标选择燕麦，就应当选择其中β－葡聚糖含量最多的品种。这是一种可溶性膳食纤维，燕麦的降血脂、降血糖、高饱腹的效果，就与这种黏稠物质密切相关。总的来说，同量的燕麦，煮出来越黏稠，说明葡聚糖含量越高，保健效果越好。我国西北地区所产的优质燕麦经过农业科学家选育，比国外产品的葡聚糖含量更高，而且价廉物美。

大麦和燕麦一样适合高血糖和高血脂的患者，它稍微凉一点，也含有β－葡聚糖，对控制血糖有利，而且具有良好的饱腹感，但同时还有促进消化的作用。

属于凉性的是绿豆和小米。人们都知道绿豆适合夏天吃，如果是身体怕冷的的人，夏天也不宜多吃，至于用1.5公斤绿豆煮汤喝的做法，实在不是人人能够承受的考验。不过反过来，对于身体燥热、血压高的人来说，四季都适合吃些绿豆。相比而言，小米就温和一些，大部分人都可以吃，只是肠胃特别怕凉的人吃了有点不舒服。解决这个问题很简单，用小米配合一些黏大黄米一起煮粥喝就可以了。这样喝起来口感很好，不用加碱也黏稠适度。

总体而言，我国常见的各种富含淀粉的豆子性质温和，绝大多数人都可以吃。煮粥时加一些豆子，喝了之后特别扛饿，消化速度比粮食慢，血糖上升速度也慢，对于控制血脂也有利。所以，肾脏功能没有问题的糖尿病人和高血脂、脂肪肝患者都非常适合用一部分豆子来替代白米白面。容易水肿的人、糖尿病人和肥胖者选红豆更合适，它有很好的解毒和利尿效果，而且血糖上升的速度是所有淀粉豆子当中最慢的。消化比较弱的人可以用芸豆（四季豆的种子，有各种颜色和花纹）和蚕豆煮粥，因为它们虽然吃了不容易饿，蛋白质和矿物质含量高，却能很好地消化，不会引起肠胃胀满的感觉。

按颜色挑选

在食物当中有一个规律，那就是在同类食品当中，颜色越深的品种营养价值越高，抗氧化性质越好。同样一种粗粮，黑色品种、紫色品种比白色和黄色的品种矿物质含量明显高一些，而且抗氧化性质更强。比如黑小麦、黑小米都比白色和黄色品种营养价值高，黄色玉米比白色玉米保健作用强，因为黄色品种含有胡萝卜素、叶黄素和玉米黄素，也有帮助预防心脏病和延缓眼睛视网膜衰老的作用。

在豆类中也是一样，白色豆子的抗氧化性最差，黄色、绿色次之，而紫红、黑色的豆子最强。所以，要想让杂粮帮助起到防病作用，最佳的选择是深颜色的品种。按照我国传统医学的说法，深绿色的品种往往对解毒功能有促进作用，黑色的品种则能让人强健。科学研究发现，绿色品种所含的叶绿素和类黄酮具有帮助解毒和减少某些毒物危害的作用，黑色品种富含的花青素有抗氧化功能，而且微量元素含量更高。可见古人的经验还是值得采信的。

因此，在选购主食材料的时候，应当经常添加一些黄色、红色、紫色、黑色的粗杂粮品种，让自己得到各种保健成分的好处。

按烹调用途挑选

粗杂粮都是植物的完整子粒，没有经过精磨除去外层。种子表面都有严密的保护，吸水速度很慢，所以很多粗杂粮品种都需要长时间地烹调。假如时间不够，或者烹调器具不齐全，可能会觉得烹调这些东西太麻烦。

其实，如果不在乎血糖上升速度，要想吃到柔软的粗杂粮食物并不难。假如时间很短，最适合烹调的品种是黄色品种，如速食玉米片或玉米粉，几分钟就能煮成香喷喷的玉米粥、玉米糊；还有大黄米和小米，籽粒比较柔软，只需要10分钟就能煮成美味的粥，比白米粥还好煮。

豆类和其他粗粮需要预先浸泡一夜，再用电饭锅煮，就能变成一锅美味的八宝粥。只要预先做好计划，把粗粮和豆子洗净泡在水里，放入冰箱，次日拿出来倒进锅里就可以煮了。如果家里有电压力锅就更简单了，绝大多数食材都可以直接入锅，按动“八宝粥”程序就行了。当然，如果豆子预先泡一夜，煮出来会更沙更美味。

按包装选杂粮

由于粗杂粮都没有去掉胚，它们不像精白米和精白面粉那样容易储藏，放久了会产生不新鲜的气味。比如说，小米、大黄米、荞麦含脂肪略高一点，散装时放久了就会产生不新鲜气味，最好选当年出产的产品。如果储藏条件不当，还可能吸潮生霉，那就不能吃了。

因为粗粮豆类不像白米吃的量那么大，每次只需要放一小把而已，所以购买时最好选择小包装产品，以250克或500克包装比较好。有些超市销售已经配好的八宝粥材料，建议每次买500克左右，不要多买。

从包装方式角度来说，经过抽真空密封包装的小包装产品最为耐放，如果没有漏气，在阴凉处可以保存2年。一定要到临吃之前再开包装，因为一旦接触空气，品质就会不断下降，最好在一个月内吃完。

选面食不要只看面子

买面食千万不要像挑女朋友那样喜欢“白皙”。只要消费者都拒绝纯白的面食，或者对此提出抗议，自然也就不会有人再往里面加那么多增白剂了。

面食品就是用小麦做的食品，无论加了什么，调成什么味道，它们都属于主食。从选购来说，可以把面食分成几个类型，一类是中式的面食，比如馒头、花卷、发糕、糖三角、大饼、烧饼、油条等；第二类是西式的面食，在我国主要是面包和通心粉；第三类就是各种面条。此外，饼干、蛋糕等也是广义的面制品，放在零食点心部分再讨论。

在选购中式面食品的时候，最要注意的是以下几点：

不要买过分洁白的面食

面粉当中天然含有微量的胡萝卜素，越靠外层颜色越重。所以，颜色白，代表磨得精，表层营养物质70%以上已经损失了。而且，即便去掉全部外层部分，面粉也不可能是洁白的颜色，在烹调之后，多多少少都会呈现一点黄色。然而，多数消费者偏偏喜欢白色，而且越白越爱买，于是就有人想办法给面粉漂白。

面粉中曾经都会添加少量的氧化剂“过氧化苯酰”，添加它的本来目的不是增白，是让面粉筋力增强，做成面食之后不会发黏，这是国家许可的。但它的“副作用”是氧化面粉中的微量天然色素，让面粉更白。可是，按国家许可的添加量，面粉还是不能在做成面食之后颜色纯白；只有超量添加，加到国家许可量的两三倍，才能达到纯白效果。但这时候会损失面粉中的B族维生素，而且从安全性角度来说也不可取。因此，从2011年5月1日开始，我国已经禁止在面粉中使用任何增白剂。

消费者可能还听说过，有些人在面粉里添加滑石粉，或者用硫黄来熏蒸。这些都是法律所禁止的事情，对健康有明显危害。

因此，买面食千万不要像挑女朋友那样喜欢“白皙”。只要消费者都拒绝纯白的面食，或者对此提出抗议，自然也就不会有人再往里面加那么多增白剂了。面食有点淡淡的黄色，才是正常、自然的。如果使用的面粉不是精白粉，而是标准粉，那么黄色会更深一些，虽然不那么漂亮，但小麦的麦香会更加浓郁。

小心口感和颜色“太好”的面食

为了让口感更好，一些产品可能添加了不健康的配料。比如说，明矾能增加面的“弹性”和膨发能力，小苏打也让产品变得疏松。很多泡打粉里面都含有明矾和小苏打，而油条、油饼、薄脆、酥饼之类往往都要加泡打粉，让产品更加疏松可口，也就很可能间接地加入了明矾和小苏打。然而，明矾含有铝，多吃会损害神经系统、心血管系统和骨骼健康；小苏打有碱性，破坏维生素。

目前，很多超市都有全麦馒头、杂粮馒头、杂粮饼等面食，或者添加了玉米粉、豆粉、燕麦粉等杂粮豆类的主食。本来呢，这些主食营养价值更高，膳食纤维丰富，对于糖尿病人来说，还能延缓血糖上升，不妨优先购买。

不过，一定要注意这些所谓的杂粮面食是否名副其实。有些所谓的玉米馒头，实际上是精白面粉添加黄色素做成的；一些所谓的全麦馒头，实际上是面粉加上焦糖色素做成的……紫色、黄色、绿色、褐色，都可能是染出来的。这是因为很多消费者“叶公好龙”——喜欢“健康”的概念，同时又不愿意吃质地粗的产品，商家就用这种办法来迎合他们。

玉米香气可以用香精来假造，全麦面粉也可以撒点麦麸来化妆，但是质地是没法伪造的。假如玉米馒头的质地细腻得和白面馒头一样，全麦馒头有点麦麸但口感和普通馒头一样，吃起来没有粗的感觉，口感和精白面粉做出来的产品完全一样，那就很有可能是假冒产品。

看颜色也很有效。如果颜色是均匀的，很可能是染色。因为杂粮面食总是能看出杂粮的细小颗粒，颜色不可能是均匀分布的。紫米面食的色素来自花青素，它遇酸变红，遇碱变蓝。如果面食的颜色是蓝紫色，通常是真的。掰开加一滴醋，颜色会变红；加小苏打，颜色会变蓝紫。绿色的面食颜色来自叶绿素，把它揉碎加点醋，颜色会变暗，变成橄榄绿。如果不变色，就是染出来的。

所以，消费者不能一味地追求更松软、更松脆的感官状态，也不要心里想着杂粮食品，嘴里一定要细腻均匀的口感。如果吃起来口感太吸引人，反而要打个问号：它为什么能这么好？加了点什么？

少买高油和油炸的面食

面食之所以吸引人，很大程度上是因为面粉和油脂的亲和能力特别强。酥饼、油酥烧饼、炸油饼、炸油条、排叉、麻花之类之所以非常美味，都是因为面里面吸入了大量的油脂所致。

加了大量油做成的油酥烧饼、草帽饼、葱花酥饼等，脂肪含量常高达20%以上，也就是说，如果吃100克的酥饼，里面就有20克以上的脂肪，相当于180千卡以上的能量。经常吃这样的主食，必然增加长胖的危险。

油炸面食香脆可口，是传统的节日食品。但油炸食品的害处地球人都知道。一则高温会把绝大部分维生素摧毁，二则面粉善于吸油，油炸食品热量超高容易发胖；三则油炸食品通常炸一天都不换油，油中会产生相当多的致癌和有毒物质，其中比较知名的一种叫做“丙烯酰胺”，它是一种疑似致癌物。过去过节偶尔吃一次还不妨，现在条件好了经常吃，就麻烦了。

由于儿童解毒能力较弱，父母们应当监督自己的孩子，每周吃油炸食品的数量不超过一次，也包括炸薯片、炸薯条、炸红薯片等其他油炸食品。特别需要警惕的是，油炸越透，香酥程度越高，说明材料受热温度越高，产生的有害物质也就越多。

买面食不要一次过多

面食通常比米饭的保质期长一点，但它仍然非常容易变得干硬，或者长出霉点。人们可能会奇怪，过去家里的馒头很难放两天以上，可现在超市里的馒头面点为什么放三四天都不会变硬也不发霉呢？其实原理和面包耐放的道理一样，是因为添加了“抗老化剂”和“防霉剂”，后面会详细说明。

但即便如此，它们也不能放心地一直存放下去。由于目前家庭人口较少，每天也不可能只吃一种主食，所以大包装面食很容易几天吃不完而生霉或变干。买的时候首先要注意新鲜度，杂粮面食和不含油脂的面食最好买当天生产的。回家之后要在一两天内吃掉。如果吃不掉，建议分成一次能吃完的小包装，把口扎好，放在冷冻室中保存，可以存两周以上。取出后用微波炉的“化冻”档加热1～2分钟就可以了。

油炸面食保质期比较长，但容易因为氧化而变味，买的时候要好好闻闻味道。

面条也要聪明选

添加大豆粉、杂豆粉、绿豆粉和荞麦粉的面条膳食纤维含量增加，血糖上升速度较慢，比较适合糖尿病人、高血压、高血脂等慢性疾病患者。

按水分来分，面条有干的挂面，有常温销售的湿切面，还有超市冷柜里面的湿切面，比如乌冬面。

小麦面粉制作的挂面也好，切面也好，主要原料都是筋力比较强的面粉，也就是蛋白质含量偏高的面粉。它们的差异，主要是含水量的不同，以及宽窄、软硬的不同，和营养价值差异不大。

为了改善筋力，让面条煮后筋道，不易断条，通常会在和面时加入盐，有时还会加入含有其他矿物质的配料，比如富含钙的石灰水或氯化钙，以及做拉面时使用的蓬灰，是一种野生植物烧后的灰烬，其详细成分不明，但钾含量非常高，还有多种其他矿物质。有的面条还会加入一些植物胶，以增加弹性，或者让面条更细腻滑爽。

乌冬面是日本的特色面食，据说是用盐水和面后切条而成，有时还加入少量米粉，其口感比中国的拉面柔软一些，直径比普通挂面略粗一些，常用来制作日式汤面。有些乌冬面里面加入蔬菜汁，使其营养价值有所提高。但因常常会加入碱性的碳酸钾以增强筋力，对B族维生素有一定破坏。

还有一类“面”，是西式的通心粉。它们是用硬粒小麦制作的，有各种形状，口感更硬，蛋白质含量比普通面条高，吃起来有嚼劲，消化速度更慢。

韩式凉面和日式凉面的原料则和普通面条不一样。韩式凉面是荞麦粉加淀粉制作的面条，日式凉面通常是完全用荞麦面制作。凉面煮的时候有点像通心粉，在没有煮软之前就捞出，放冷水或冰水中使其保持滑爽有弹性的状态，然后放调味汁或冷面汁中食用。由于荞麦的营养价值高于精白面粉，还含有芦丁等保健成分，日式凉面的营养价值可以在各种面条中拔得头筹。

挑选面类产品的时候，需要考虑的是以下几项：

看人群需要挑选

一般来说，成年人可以食用各种类型的挂面，区别只是喜欢宽点还是窄点，软点还是硬点。但是，对于孩子、消化不良的人、病人等，就要仔细选择一下了。

2岁以下的幼儿，因为牙齿还没有长齐，咀嚼能力相对较差，不能选择偏硬的品种。筋力过强的还是等到孩子大一点再说。另外一个家长往往没有考虑到的问题，是成年人用的挂面和切面当中都含有盐分，而小宝宝的肾脏没有发育好，处理盐的能力远远不及成年人，所以一定要选择制作当中没有加过盐，也没有其他食品添加剂的品种。

现在市面上有专门给婴幼儿制作的挂面，条的长度比较短，面比较细，盐分很低。很多品种当中都加入了维生素B族、维生素E、维生素A、维生素D和钙、铁等矿物质，以及赖氨酸等氨基酸。买这样的面给宝宝吃比较放心，营养价值也更高。

对于一些胃肠疾病患者、腹泻者、感冒发烧的人来说，也是选择质地柔软的面条比较合适。因为他们的消化能力不及正常人，或者肠胃不能受到刺激。可以直接选择给婴儿准备的面条，或者较细的龙须面、鸡蛋面等，煮的时候也宜稍软一些，盐要少放。

如果是强体力劳动者、以及糖尿病人，宜选筋力强一点的挂面，或者通心粉。它们消化速度慢，血糖上升速度慢，也更耐饿。

看原材料选择

如今的面条除了面粉之外还有荞麦面，以及加入其他配料的面条，比如加鸡蛋、加蔬菜汁、加玉米粉、加大豆粉、绿豆粉、杂豆粉等的产品。由于需要煮的面条必须具有相当好的韧性和口感，通常原料还是以精白面粉为主的，只是加入少量其他配料。

加入少量鸡蛋、大豆粉可以提高蛋白质含量，并加强面条的弹性。加入绿豆粉和杂豆粉可以令面条滑爽可口，同时也能提高蛋白质和矿物质的营养价值。加蔬菜汁常用的原料是菠菜、番茄和南瓜等，但其中的植物色素在久存之后会褪色，失去保健价值，目前市场上这样的挂面已经较少见到了。

添加大豆粉、杂豆粉、绿豆粉和荞麦粉的面条膳食纤维含量增加，血糖上升速度较慢，比较适合糖尿病人、高血压、高血脂等慢性疾病患者。

此外，市面上还有用“7+1”营养强化面粉做的营养强化挂面，以及添加赖氨酸和多种营养素的儿童营养挂面、以及添加矿物质钙、铁或锌的挂面，如果添加量达到一日营养需求的15%以上，也可以优先给孩子和老人选择。

2011年爆出了“面条可燃”的网络新闻，让人们对面条的安全性充满疑虑，甚至有人担心，面条能够点燃，是不是因为加了塑料。其实这完全是缺乏常识的担心。所有食物在去掉大部分水分之后都是可燃的。听评书的时候，经常听说“烧粮车”的事情，这正是因为所有粮食都可燃。即便是有少量水分的细切面或薄切面，只要用火在下面烤几秒钟，水分快速蒸发之后，仍然是可燃的。目前冷藏销售的日式切面（乌冬面、荞麦面等）塑料包装中添加了食用酒精，目的是防腐，更易燃烧。这绝对不代表面条有毒有害。

平日常说食物中含有热量，这正是因为食物可燃。淀粉体外充分燃烧放出的能量比体内氧化分解放出的能量略多一点，但产物基本是一样的，都是二氧化碳和水。可以这么说，除了食盐之外，如果任何一种食物去掉水分之后还不可燃，这种食物人是绝对不能吃的。

方便面可不能只图方便

如果是直接接触外面塑料包装的方便面，还要认真嗅一下，方便面有没有其他异味，是否沾上了包装上的印刷用油墨，其中可能含有致癌物。

如今的方便面也包括不同类型，有油炸方便面、非油炸的干方便面和湿面方便面。其中油炸方便面占绝大多数，是面条蒸熟之后经快速油炸脱水制成的。非油炸的干方便面是用热风干燥方法来脱水的。湿面型的方便面没有经过脱水，是柔软湿润的状态，拌上调味包就可以食用。

油炸面还是非油炸面

油炸方便面被普遍看成“垃圾食品”。的确，所有油炸食品的营养价值都很低，它自然也不例外。油炸会让本来脂肪含量极低的面条吸入很多油，大致在16%～20%之间，而且会让其中的维生素损失殆尽。同时，油炸还会带来少量丙烯酰胺类有毒物质，以及各种油脂氧化聚合的有毒产物。因此，从健康角度来说，吃方便面的确不如吃馒头烙饼之类的面食。

那么，非油炸的方便面会更好一些吗？从吸油的角度来说，它的确要好一些。因为油少了，让人发胖的危险就会降低，但口感肯定不及油炸方便面。从安全角度来说，非油炸的方便面用热风干燥，温度也很高，产生丙烯酰胺的数量甚至还略高于油炸方便面。但是，它不会吸入那些煎炸无数次的油，没有氧化聚合产物，总体而言还是比油炸面安全一些。

相比而言，湿面没有经过高温加热，其中的丙烯酰胺含量微乎其微，又不含有过多油脂，吃起来也最方便，只是价格高一些。不过，它虽然经过杀菌，为了保险起见，还是很可能加入一点防腐剂。即便如此，因为国家许可使用的防腐剂毒性非常小，它的健康品质仍然比油炸方便面要高。

没有防腐剂不代表没有添加剂

人们经常看到方便面宣传“不含防腐剂”。这是典型的废话。方便面是一种长货架期产品，只要水分含量足够低，微生物就不能繁殖，通常不会有腐败的危险，完全不需要添加防腐剂来帮忙。

不过，这绝不意味着它不含有其他添加剂。它的麻烦出在油上。油炸的时候用棕榈油来炸，它是一种非常稳定的油，但油炸方便面放久了还是有油脂氧化变味的麻烦，就像排叉等油炸食品和各种坚果放久了会有不新鲜气味一样。所以，方便面中总是会添加“TBHQ”和“BHT”之类抗氧化剂。

除了抗氧化剂，方便面中还有可能添加的食品添加剂很多，比如让面块发黄，显得比较“营养”的是合成色素；让料包中味道鲜美的是增鲜剂，包括味精、核苷酸二钠等，还可能有少量甜味剂和香精。料包里面也有很多油脂，所以也会加入抗氧化剂。为了让面条口感好，还可能和其他挂面一样，加入植物胶类增稠剂。

方便面坏在哪儿

不过方便面被人们称为垃圾食品的主要原因，还不仅仅是油炸，有些添加剂，或者其中含有一点丙烯酰胺。

无论是非油炸和油炸方便面，究其实质，无非是油炸面条，或者未经油炸的面条，再加上料包而已——传统的挂面和切面，不就是“非油炸”吗，加上料包之后，也不可能算“营养食品”，谈不上“更健康”，因为本来就不健康。

挂面和馒头也是非油炸面食，为什么没有得到“垃圾”之类的称号？问题在于，一包方便面可以美滋滋地吃下去，一个白馒头，或者一盘什么都不加的白煮面条，则让人多少有些难于下咽，总是要配各种菜肴吃的。方便面本来也就是一种主食，但它用两三个料包来替代了原料丰富的菜肴，哄着人们把一碗面条吃下去，就以为吃了一顿饭了？包装上画着的那些丰富材料，里面有吗？其实，一餐饭里的营养，它根本就没提供全！

料包里到底有什么？其中的第一大成分就是脂肪。如果是酱包，油脂含量超过50%，而且通常是室温下结块的状态，表明其中脂肪含有很高比例的饱和脂肪酸。如果是油包，则通常是95%以上的脂肪，只是以不饱和脂肪酸为主。粉包当中，则毫无例外地含有过多的盐分，还有大量的鲜味剂。重量轻如鸿毛的脱水蔬菜或肉粒等，只能作为颜色的点缀，起不了明显的营养作用。许多营养专家都告诫大众，泡方便面只可放1/3料包，否则盐分太多，油脂也太多，不利健康。

挑选时的注意

挑选的时候先看看包装是否有破损，然后打开嗅一下气味是否正常。

如果有不新鲜的味道，就一定不要吃。此外，如果是直接接触外面塑料包装的方便面，还要认真嗅一下，方便面有没有其他异味，是否沾上了包装上的印刷用油墨，其中可能含有致癌物。

挑选方便面的时候，还需要看看面块有多大。如果食量不那么大，建议选相对小块的，吃的时候配些蔬菜、水果、鸡蛋等，可以让营养平衡一些。

选择面包，新鲜度很重要

把面包或馒头装在密闭包装当中，分成两三片小包，放入冷冻室当中，然后再用微波炉解冻一两分钟，面包和馒头就会口感新鲜如初啦。

最常见的西式面制品是面包。市场上面包的品种特别多，很多人早餐以它们为主食。

按用途，面包可以分为“主食面包”和“点心面包”两类，前者一般不甜，后者通常是甜的。按质感，可以分为“软质面包”、“脆皮面包”、“松质面包”和“硬质面包”四类；按原料，可以分为白面包、全麦面包和杂粮面包三类。

从能量来说，以表皮干脆的脆皮面包最低，因为这类面包不甜，含糖、含油都很少。它在烤好后表皮脆硬，趁热吃非常可口。法式主食面包和俄式“大列巴”都属于这一类，营养价值和馒头大体类似。

硬质面包和软质面包都需要加入鸡蛋、糖、牛奶、油脂等材料，只是加入的水分不同，在我国后者最多见。孩子们喜欢的“吐司面包”、“奶油面包”，以及大部分花色点心面包都属于软质面包。软质甜面包含糖约

15%，油脂约10%，吐司面包更多一些。加糖和油会降低营养价值，但加鸡蛋和奶粉会提高营养价值。

面包不像家里做的馒头那么单纯，里面常常加入很多食品添加剂，笼统地叫做“面包改良剂”，其中包括了氧化剂、乳化剂、酵母营养剂、防霉剂等，通常还放一些香精，有时候加色素、甜味剂和增香剂。面粉增白剂已经在面包粉里提前放进去了。不用太惊讶，在包装上的“配料表”中，这些都会写得清清楚楚。

从健康角度来说，购买面包时，要注意以下几点：

尽量避免起酥面包

面包中脂肪最高的是松质面包，也叫做“丹麦面包”或“起酥面包”。它的特点是要加入20%~30%的黄油或“起酥油”，能形成特殊的层状结构，常常做成牛角面包、葡萄干扁包、巧克力酥包等。口感酥香柔软，非常美味。其中的饱和脂肪实在太高，而且常常含有对心血管健康极其有害的“反式脂肪酸”。要尽量少买这样的面包，最好1周不超过1个。

购买面包时，看到以下配料，说明其中可能含有“反式脂肪酸”：氢化××油，植物奶油，麦淇淋，起酥油等。这样的产品就不要经常吃了。

学会辨别全麦面包

一般的面包都是用白面粉做的，质地柔软细腻，容易消化吸收，膳食纤维含量极低。哪怕是没甜味的白面包，糖尿病人吃了之后血糖也会迅猛上升，速度不亚于白糖。全麦面包和全麦馒头一样，是用没有去掉麸皮和麦胚的全麦面粉制作的。它富含B族维生素，膳食纤维较多，能帮助人体清除肠道垃圾，还能延缓血糖上升。

消费者要注意的是，颜色发褐，未必表明产品是全麦面包。有些企业为了让消费者更爱吃，会用白面粉来做面包，然后加少量焦糖色素染成褐色，看起来显得有点“暗”，但本质上仍然是白面包。也有的是在精白粉里撒了一点麸皮，根本没有全麦面粉的营养。颜色不均匀地发暗，麸皮多而细碎，才是真的全麦面包——不过口感真的有点粗哦。

除全麦面包之外，含各种杂粮配料的杂粮面包，如燕麦面包、黑麦面包等，都可以提供不少的膳食纤维。

选购注意新鲜度

面包包装上都会注明保质期：“二、三季度（春夏）2~3天，一、四季度（秋冬）4~5天”。选购时一定要选择尽可能新鲜的面包。如果在快过期的时候购买，就要马上食用，不要让面包在家里过期长霉了。如果商场正在促销打折，买一送一，更要睁大眼睛，看看其中一包是否已经临近过期！

一些企业为了延长产品销售时间，往往会玩“生产日期超前”的小把戏。如果贪便宜购买了马上过期的面包，回家里一两天又吃不完，就让自己陷入两难境地了：食之担心，弃之可惜。放在冷藏室里呢，口感就会越来越差……

这里再教大家一个长期保存面食的小窍门：把面包或馒头装在密闭包装当中，分成两三片小包，放入冷冻室当中，然后再用微波炉解冻一两分钟，面包和馒头就会口感新鲜如初啦。

选面包，读懂它的配料表很重要，看看下面的某营养型切片面包的分析

配料	高筋小麦粉/水/白砂糖/胚芽/燕麦/起酥油/酵母/食用盐/面包改良剂（淀粉、维生素C、单甘酯、淀粉酶）/丙酸钙/食用香料

解读：按照相关法规，配料表中第一位的原料就是添加数量最多的原料。因此，最大量的原料是高筋小麦粉，然后是白砂糖。“高筋”的意思是面筋蛋白含量高，这样的小麦粉制作面包之后膨发体积大、弹性强、口感好。糖不仅能够提供甜味，还能让面团柔软，也能改善面包的口感和香气。

添加“起酥油”（常常简写为“酥油”，有时候也用“麦淇淋”或“植物奶油”等类似原料，主要成分接近），是用来增加面包的柔软可口性。起酥油的主要原料之一是“部分氢化植物油”，通常以大豆油或棕榈油作为原料，经过人工催化加氢制成。“部分氢化植物油”不仅含大量饱和脂肪酸，而且含有不利于心血管健康的“反式脂肪酸”。因此，起酥油自然是少吃为妙。考虑到普通切片面包中脂肪总量不多，少量一点起酥油还是可以接受的。

酵母和盐是自古以来面包制作的必要原料。酵母是面包发酵产气的根源，也是面包中香气的重要来源。食盐和其他一些盐类是酵母繁衍过程中的必要养分。酵母非常“乖”，它既不能消化淀粉，又不能消化蛋白质，只能消化面团中微量的糖分、游离氨基酸和矿物质。有时候，为了让酵母长得好一些，特意要给它加一点点矿物质营养。这个产品添加了胚芽，也有助改善酵母的营养条件。

要制作美味面包，“面包改良剂”也同样必不可少。改良剂家族有很多成员：淀粉和淀粉酶可以提高面包的柔软度，维生素C增加面筋的韧性；单甘酯是一种乳化剂，是类似油脂的物质，和油脂一样在人体中正常消化吸收。它能让面包放两三天也不容易变干发硬，一直维持柔软有弹性的状态。

丙酸钙是面包防霉剂，让面包在两三天时间内不容易长霉。听到“防霉剂”这名字似乎很可怕，其实它安全无毒，因为丙酸是人体肠道中的正常物质之一，而钙对人体也有营养作用。

食用香料呢，当然是为了增加香气，比如，明明没有放真正的奶油，面包却散发着浓郁的奶油香气，诱惑人的食欲，多少有点误导嫌疑……

最后，该产品中添加了燕麦、胚芽等高营养成分，使其维生素、矿物质的含量高于普通面包。

小心速冻食品在冰箱里提前过期

要细看商品的状态，看到有冰晶和粘连，就要谨慎购买了。如果买回家，要尽量迅速消费，不要存放。

几乎没有哪个超市的冰柜里不放着品种繁多的速冻食品。在生活节奏越来越快的时候，许多人家里也都要备一些速冻食品，特别是速冻面食。比如速冻饺子、速冻包子、速冻馄饨、速冻莲蓉包、速冻小花卷之类。一旦没时间做饭，就把它们拿出来应急。

不说营养价值如何，单从品质来说，速冻食品的挑选，最要紧的就是新鲜度和保质期了。很多人埋怨速冻食品的口味不新鲜、香味不浓郁，然而很多人不知道，速冻食品在保质期之内就有可能质量下降，甚至在冰箱里提前过期！

购买最新出厂的产品

速冻食品可以放多久呢？按照包装上的说明，在－18℃可以保存几个月的时间，通常是3个月到12个月之久。

这里面有两层含义：如果保质期是6个月，那么只要出厂后一直保存在－18℃下，那么6个月之内可以放心食用而不会发生明显的质量问题。另一个含义是，如果出厂后没有一直保存在－18℃，那么不保证6个月之内一定能保持品质。

近年来，速冻食品的保质期在日益延长。这是因为，只要处在冷冻条件下，微生物基本上不会繁殖，厂家不担心会导致消费者发生食物中毒。不过，微生物只是食品品质的一个方面，食物的口感和风味，即便在冻箱里放着，也会随着时间而逐渐改变。比如说，脂肪会缓慢地氧化，维生素也在缓慢分解，香气会越来越差。

一般来说，储藏的温度越低，产品品质能保持稳定的时间就越长，反之就会缩短。－18℃下有6个月的保存期，绝不意味着在－8℃也能保存6个月。

实际上，超市的冰柜往往是敞开的，人们翻来翻去，温度不可能一直保持－18℃。买回家的路上，环境温度很高，产品虽然没有完全融化，但温度也会随之升高。回到家里，还要重新冻上。普通家庭冰箱的冷冻室很少能维持恒定的－18℃，如果其中放了很多东西，就更难达到这个水平。

研究表明，随着储藏时间的延长，维生素B族和维生素C都在缓慢地分解。特别是在－1℃～－8℃之间存放时，很多维生素的损失比0～4℃之间还要快！

所以，要看看袋子上打印的出厂日期，尽量选择最新鲜的速冻食品，最好是一个月之内的产品。

细看商品状态

新鲜的速冻食品，不论是面食品还是鱼肉制品，质地都是均匀的，每一块之间是松散的，包装内没有冰块和冰晶。在温度忽高忽低的状态下储存一段时间之后，就会有水分的转移和大冰晶的形成。这时候，里面的商品可能发生粘连，包装内会出现越来越多的冰晶冰块。说明商品品质已经明显降低，口感风味将大打折扣。如果继续存放下去，饺子、馄饨等还可能出现表面开裂的现象，含脂肪的内部馅料接触氧气，可能发生明显的氧化变味，吃起来就会有不新鲜的气息。这样的产品会促进人体的氧化衰老，吃了得不偿失。

所以，要细看商品的状态，看到有冰晶和粘连，就要谨慎购买了。如果买回家，要尽量迅速消费，不要存放。挑选的时候，不要翻来翻去，而是直接拿比较靠下的袋子，因为冰柜下部的温度比较稳定。不仅速冻面食，速冻鱼肉等也是一样的。

在超市买速冻食品，要在其他食品买完了之后再取，千万不要把它先放进篮子里，然后在超市一逛就是很久，让速冻食品有时间慢慢融化。路上要尽可能缩短时间。把速冻食品买回家之后，也一定要注意，不要让它们在自家的冰箱当中过期。很多人买了之后就忘记，扔在冻箱里两三个月想不起来吃，浪费了家里的电费，又让自己吃到不新鲜的东西，岂不是非常不明智吗？

容易被忽悠的速冲食品

一般来说，产品中蛋白质的比例越高，通常意味着产品的营养价值越高。这是因为，如果加入了过多的糖、糊精、植脂末等配料，产品的蛋白质含量就会大大降低。

现在超市货架上的各种速冲食品真不少，麦片、芝麻糊、核桃糊、杏仁粉、豆浆粉、藕粉、绿豆粉等，还有各种谷物磨粉。它们食用方便，只需要冲入沸水即可享用。不过，稍不小心，就会买到你不想要的东西。

优先买纯正的原料粉

买速冲食品的时候，一定要优先选择纯品。比如说，想买燕麦片，就买纯的燕麦片。燕麦片是燕麦粒轧制而成的扁平片，速食燕麦片有些散碎感，但仍能看出其原有形状。

“麦片”或“营养麦片”则是多种谷物混合而成，如小麦、大米、玉米、大麦等，其中燕麦片只占一小部分，甚至根本不含燕麦片。

进口的早餐麦片类产品喜欢加入水果干、坚果片、豆类碎片等，国内的所谓早餐麦片产品则喜欢加入麦芽糊精、砂糖、奶精（植脂末）、香精等。相比之下，加入水果、坚果和豆类较为健康，可以丰富膳食纤维的来源；加入砂糖和糊精，则会降低营养价值，提高血糖上升速度；加入奶精则不利于心血管健康，因为奶精中含有部分氢化植物油，其中的“反式脂肪酸”成分促使心脏病的发生。

优先选择没有甜味的产品

天然的谷物和坚果是不含有糖分的。如果冲一小袋40克麦片在小碗中，就有合适的甜味，那么意味着其中含有20克糖，也就是说，你买的麦片当中实际上一半都是白糖！这样的产品，你还能指望它有很高的营养价值吗？

其他糊粉类产品也都是一样的道理。是白糖贵，还是黑芝麻和核桃贵？答案是不言自明的。如果花钱买来许多白糖，实在是太吃亏了。想要吃白糖，回家自己添加不好吗？

很多产品香浓诱人，实际上是因为加了大量的糖和香精；口感滑爽又特别容易冲泡，是因为加了奶精和糊精；味道浓甜，是因为加了大量糖、糖浆或甜味剂。从健康角度来说，和加糖的白粥实在差不了多少，价格却高出不知多少。

那么，号称无糖又有甜味的产品怎么样呢？有关无糖产品的问题，后面还会详细讲解。

选择不含“植脂末”的产品

很多一冲即食、香浓甜美的粉状产品迎合了消费者对于方便和美味的需求，但这种需求并不见得和健康价值一致。香浓意味着它很可能加入了香精，仔细看看包装上的配料表就能明了。口感醇厚滑爽往往意味着加入了植脂末（奶精），它是氢化植物油制成，其中含有大量饱和脂肪酸，还有反式脂肪酸，不仅降低营养价值，而且会让燕麦、核桃、芝麻之类保健食材帮助人们预防心血管疾病的作用大打折扣。所以，最好能够选择不含有“植脂末”或“奶精”字样的产品，或者是选择这种配料排名比较靠后的产品。

选择蛋白质和主料含量高的产品

在同类产品中进行比较，一般来说，产品中蛋白质的比例越高，通常意味着产品的营养价值越高。这是因为，如果加入了过多的糖、糊精、植脂末等配料，产品的蛋白质含量就会大大降低。

很多人容易被包装上“添加钙”、“添加维生素”等字样所诱惑。其实，有些产品本身含有燕麦、核桃等原料的比例很小，即便再加入一点其他营养素，如钙、蛋白质等，营养价值也很有限，与纯燕麦片、纯核桃仁的营养价值相比还差得远。

千万不要以为加入某些营养素之后，加工产品就一定会胜过天然食品。还是比较蛋白质含量来得实在，因为增加蛋白质含量的成本，要比加入少量维生素和钙高多了。

免煮易冲不见得更健康

对于燕麦片来说，从健康角度来说，自己煮的更好一些。因为煮的燕麦片可以提供最大的饱腹感，血糖上升速度最慢。同时，这些需要煮的燕麦片中没有加入任何添加成分，如砂糖、奶精、麦芽糊精、香精等。一些速食纯燕麦片只要一两分钟加热即可，它们也是比较好的选择。

对于其他糊粉类产品也一样，冲的时候稍微慢一点，容易起团，往往意味着其中“真东西”含量较高。哪怕吃的时候略麻烦一点儿，也比买到那种糖加糊精加植脂末加香精配成的东西好得多。

无糖食品会更健康吗

要想远离肥胖，控制血糖，最好的饮食方法还是少吃任何人工甜味的食物，多吃粗粮豆类薯类，用天然质地的新鲜水果来替代甜食和甜饮料，千万不要把希望寄托在什么无糖、低糖食品上。

人们都知道，甜食不利于健康，多买含糖量高的食品在营养上不合算。有的朋友就问：如果我去超市都买“无糖食品”，是不是就没有问题了？

事实并非如此。虽然很多食品包装袋上都标着“无糖”或“无蔗糖”的字样，但这并不意味着可以放心大胆地吃。

所谓“无糖”，到底是什么含义呢？通常来说，只代表在加工的时候没有加入白糖，不代表产品中完全不含有糖。比如说，没有加糖的牛奶当中天然就含有乳糖；没有加糖的水果中天然就含有葡萄糖、果糖和蔗糖，而蔗糖就是日常所说的白糖。加工的时候，显然不可能把天然的糖完全去掉。

按照我国的《食品营养标签管理规范》，只有含各种糖总量低于0.5%的食品，才能叫做无糖食品，很多产品都不达标。所以，为了打马虎眼，产品上常常标“无蔗糖”，这并不代表产品里没有糖，更不代表该产品适合糖尿病人吃。

购买号称“无糖食品”的食物之前，一定要瞪大眼睛，仔细分析。

看看这种食品的整体营养价值怎么样

没有加入糖，并不等于某种食品对人有好处。比如说，一种点心中不加入糖，但是里面的脂肪含量特别高，对人会有什么好处呢？脂肪比糖所含的能量更高，更容易发胖呢。又比如说，纯淀粉、糊精当中不含有糖，可是其中含有对人有好处的维生素和矿物质吗？也没有。它们营养价值太

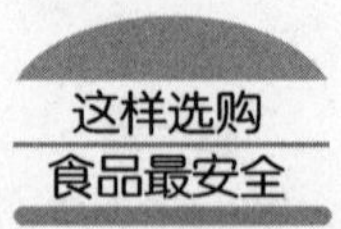

低了，还不如大米白面呢。所以，就算没有糖，一样不值得买。

看看产品中有没有淀粉水解物

某些虚假“无糖食品”里面，虽然没有加白糖，却可能含有淀粉水解物，比如说糊精、麦芽糊精之类，有个别产品甚至含有淀粉糖浆。所谓糊精，就是纯淀粉经过分解断成的大碎片。淀粉碎到极致的产物，就是葡萄糖了。

不知生产者是否明了，人体消化糊精，和消化白糖差不多是一样的速度；让人长胖的效率，和白糖也没有丝毫差别。这些糊精和糖浆升高血糖的速度，和白糖相比毫不逊色，甚至更快。糊精几乎不含有其他营养素，这一点也和白糖一样。如果说有什么不同，就是糊精不甜，而白糖是甜的。

真难以想象，糖尿病人如果购买了这样的“无糖食品”，会惹来什么样的麻烦。

看看其中的甜味剂是什么

既然“无糖食品”必须要有甜味，里面自然要加甜味剂。但是，如果加糖醇和低聚糖，显然成本会比较高。于是，很多产品都转向了高效甜味剂，特别是合成甜味剂，比如安塞蜜、甜蜜素、糖精、阿斯巴甜等。这些东西的甜度是蔗糖的几百倍，原来要用很多白糖来调味，现在用一丁点甜味剂就够了。那么，省下来的份额用什么来填补呢？厂家喜欢用糊精来充数，正是这个原因。

高效甜味剂看起来既不升高血糖也不变成热量，很多控制体重的人以为对减肥有好处。但实际上，它们有刺激食欲的作用，不仅不能减肥，反而有可能引发肥胖。国外还有报道，部分消费者对阿斯巴甜敏感，还有一些消费者对“三氯蔗糖”这种高效甜味剂不耐受，吃了之后引起从头痛到思维模糊等各种不良反应。那些素有健康之名的糖醇类，也有一个大缺点，即大部分人糖醇吃多了之后可能引起腹泻。

不要因为产品号称“无糖”就吃得太多

很多人正是因为某种食品标记“无糖”，就放纵自己食用这些本来营养价值不高的食物和饮料。各种打着“无糖食品”旗号的产品，支持了他们喜好甜食、喜好甜饮料、喜好高度加工食品的坏饮食习惯。依我看，这才是无糖食品带来的最大麻烦！

要想远离肥胖，控制血糖，最好的饮食方法还是少吃添加了人工甜味的食物，多吃粗粮、豆类、薯类，用天然质地的新鲜水果来替代甜食和甜饮料，千万不要把希望寄托在什么无糖、低糖食品上。

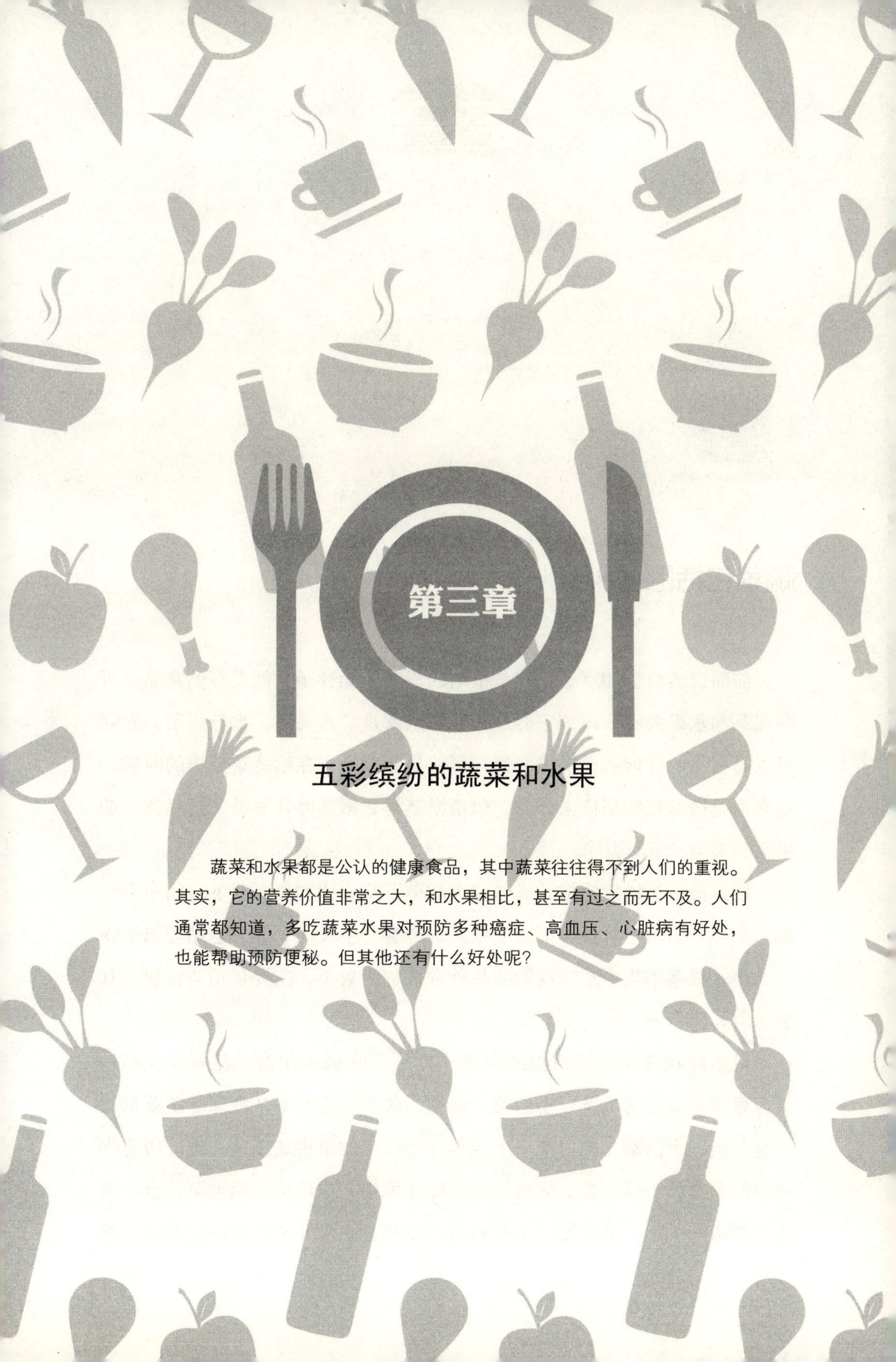

第三章

五彩缤纷的蔬菜和水果

蔬菜和水果都是公认的健康食品，其中蔬菜往往得不到人们的重视。其实，它的营养价值非常之大，和水果相比，甚至有过之而无不及。人们通常都知道，多吃蔬菜水果对预防多种癌症、高血压、心脏病有好处，也能帮助预防便秘。但其他还有什么好处呢？

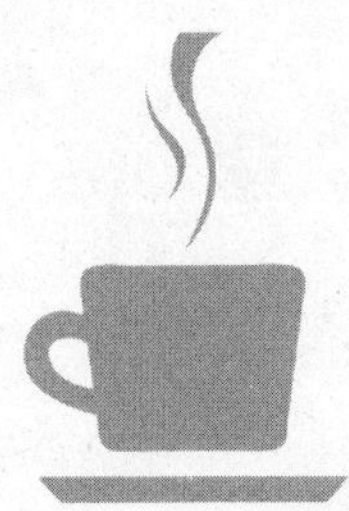

蔬菜包括哪些种类

前面说的粮食和豆子，都是植物的成熟干燥种子，能发芽的食品。可是蔬菜和水果大不一样，它们最大的特点就是“水灵”，水分很足。它们可以是植物的任何一个部位，甚至可能是菌藻类。在给蔬菜分类的时候，通常也是按照植物部位来分的，包括根茎类、嫩茎叶花薹类、鲜豆类、茄果类、瓜类、菌藻类等。

根茎类：是植物的根，或者膨大的地下茎。比如说，萝卜、胡萝卜、藕、牛蒡、山药、甘薯等都属于根。马铃薯、芋头、荸荠、慈姑等属于膨大的茎。根茎类当中富含淀粉的品种常被称为薯类，主要包括马铃薯、甘薯、山药和芋头。

嫩茎叶花薹类：是植物的嫩茎、叶子、叶柄、花蕾、花薹等，品种最为繁多。常见的油菜、小白菜、菠菜、茴香、香菜等各种绿叶蔬菜都属于这一类，大白菜、圆白菜、生菜等叶子浅绿的菜也属于这一类。所有吃嫩叶的菜都属于这一类，如豌豆尖、红薯秧尖、丝瓜尖、鸡毛菜、金花菜（苜蓿嫩叶）、小香葱等。菜花和西兰花都是吃未开的花球，韭菜薹、油菜薹、蒜薹之类是吃花薹和花蕾。薹常常写成“苔”，读音一样，其实它们的字意是不一样的。有些蔬菜看起来好像是吃它的茎，其实是叶柄，比如芹菜和大葱。莴笋和洋葱主要是吃茎。这类蔬菜中的绿叶菜营养价值最全面，同时含多种保健成分。

鲜豆类：是豆类的嫩豆荚和没有成熟的豆粒，比如毛豆（黄大豆的青春时代）、嫩豌豆、嫩蚕豆都是很美味的蔬菜，它们的成分介于豆类和蔬菜之间。四季豆、豇豆、扁豆、荷兰豆等是吃嫩豆荚的。嫩豆荚类蔬菜含硝酸盐比较低，富含钾，蛋白质和B族维生素在蔬菜类当中比较突出。

茄果类：包括各种茄子，青椒和辣椒，以及番茄。它们形象、口味差异都很大，共同的特点是表皮有蜡质，污染物质不容易进去，硝酸盐含量也不高，储藏安全性比较好。

瓜类：包括黄瓜、苦瓜、丝瓜、冬瓜、南瓜（包括倭瓜）、西葫芦（小胡瓜）、瓠瓜等。除了南瓜有点特殊之外，多数瓜类蔬菜的特点是口味清爽，蛋白质、脂肪含量特别低，含能量特别少，除了维生素C，其他维生素含量也都很低。

菌藻类：包括来自于微生物的各种蘑菇、木耳等，还有来自于低等植物藻类的海带、紫菜、裙带菜和其他海草。它们在干制再泡发之后，维生素含量大大下降，但是含有一些特殊的营养成分，比如菌类多糖和藻类多糖。

蔬菜和水果的健康新好处

此前就有研究证明，蔬菜和水果吃得比较多的人，在年纪大了之后，患老年痴呆的危险会比较小。还有研究发现，和不爱吃绿叶蔬菜的准妈妈相比，那些在孕期多吃绿叶蔬菜的准妈妈，生出的宝宝智力水平会更高一些。

蔬菜和水果都是公认的健康食品，其中蔬菜往往得不到人们的重视。其实，它的营养价值非常之大，和水果相比，甚至有过之而无不及。

人们通常都知道，多吃蔬菜水果对预防多种癌症、高血压、心脏病有好处，也能帮助预防便秘。但其他还有什么好处呢？这里就介绍国外近年来的研究成果，说说多吃蔬菜水果有什么“新”好处。

吃蔬菜水果让人更聪明

若说吃什么会让人聪明，大部分人想到的都是鱼和鸡蛋。很少会想到蔬菜与智力有什么关系。然而，研究发现，那些每天能吃400克以上蔬菜和水果的人，不仅体内抗氧化物质的水平更高，而且认知能力方面的表现比少吃蔬菜水果的人更为出色。

这项研究当中共测试了193名健康人，年龄从45岁到102岁，调查他们吃的都是什么食物，同时做认知能力的测试，并取血测定相关指标。结果发现，无论什么年龄、性别、体重和教育程度，摄入蔬菜和水果比较多的人，认知能力水平也比较高，和胆固醇水平的高低没什么关系。

请注意，在这里说的不是水果蔬菜，而是蔬菜水果。把蔬菜放在前面的原因是，与水果相比，蔬菜对智力的促进作用要强得多！

此前就有研究证明，蔬菜和水果吃得比较多的人，在年纪大了之后，患老年痴呆的危险会比较小。还有研究发现，和不爱吃绿叶蔬菜的准妈妈相比，那些在孕期多吃绿叶蔬菜的准妈妈，生出的宝宝智力水平会更高一些。

我国营养学会推荐，每天吃300～500克蔬菜和200～400克水果。这个推荐量，有利于人们远离老年痴呆和智力衰退，也能帮助准妈妈们生个聪明健康的宝宝。

吃蔬菜水果能保护骨骼

人们都知道，牛奶含钙高，是补钙的好食品。不过，它能不能称为“最好”，就不一定了。因为有很多专家认为，绿叶蔬菜是比牛奶更好的补钙食品。这是因为，如果按照营养素密度来计算，牛奶的补钙效益比不上很多绿叶蔬菜。

所谓营养素密度，就是用某种营养素的含量作为分子，用食品所含能量（俗称热量或卡路里）作为分母，来比较不同食物对补充这种营养素的效益。

按照数据计算，100克全脂牛奶所含的能量约为54千卡，含钙104毫克。而100克小油菜含能量约为15千卡，含钙却高达153毫克。那么，按照钙营养素密度来计算，全脂牛奶为104/54=1.9，而小油菜是153/15=10.2，显然要高得多。

除了钙，绿叶蔬菜里面还有其他有益于骨骼的成分呢，包括钾、镁和维生素K。这些成分的含量，都高于牛奶，特别是维生素K之丰富，让牛奶望尘莫及。镁本身就是骨骼、牙齿的成分之一，而充足的钾和镁又有利于减少尿钙的流失。维生素K呢，可以帮助钙有效地沉积到骨骼框架上。

看看数据吧。100克牛奶中的钾含量是109毫克，镁是11毫克。100克小油菜中的钾含量是157毫克，镁是27毫克，都比牛奶略高一些。所以，一种食物能够同时供应大量钾、钙和镁，还含有丰富的维生素K，无疑是理想的健骨食品。

这个结论很有道理，但这并不意味着奶类就失去了它的补钙意义。如果既喝牛奶又吃油菜这样的高钙蔬菜，那就更理想啦！

还有研究发现，多吃水果的女生骨骼密度更高，更不容易发生骨折。这是因为水果中虽然钙很少，但富含钾，能减少钙从尿里面流失的危险，就等于间接补钙了。

所以，为了保护自己的智力，在中年之前，就应当开始多吃蔬菜水果。早餐吃个水果，或者喝一杯蔬果纯汁；午餐吃至少两样蔬菜；晚餐吃大量蔬菜，品种越多越好，生熟并举，注意少油；两餐之间，最好能用水果当零食。

吃蔬菜水果能保护视力

在现代社会当中，眼睛大概是最辛苦的一个人体器官了，无论电脑电视、iPad还是手机，都需要眼睛盯着。然而，眼睛的工作需要很多营养素的支持，特别是维生素A和多种B族维生素；而眼睛接受紫外线和电脑辐射之后容易氧化衰老，又需要“叶黄素”、“玉米黄素”、“花青素”等抗氧化成分来帮忙。如果这些营养素不够，眼睛就容易干涩、胀痛、疲劳，甚至提前衰老退化。

说到叶黄素，正是绿叶菜的强项。英国曼彻斯特大学的一项研究证实，菠菜是叶黄素的最佳来源之一，而叶黄素对于预防眼睛衰老导致的“视网膜黄斑变性”十分有效。美国俄亥俄州大学的研究者则表示，各种深绿色叶菜中的大量叶黄素，对于预防白内障有很大帮助。

同时，绿叶蔬菜还是维生素B_2和β-胡萝卜素的好来源。维生素B_2充足的时候，眼睛便不容易布满血丝；β-胡萝卜素可以在体内转变成维生素A，预防使用电脑之后导致眼睛干涩的“干眼病”之类症状。如果按照干重来比较，青菜中的维生素B_2含量比肉蛋还要高，而β-胡萝卜素含量比黄色的南瓜还要高！

花青素是二战之后闻名的护眼食品，因为飞行员都吃它来增加视力敏锐度，老年人多吃它也可以预防眼睛的衰老。富含花青素的食物是蓝紫色和红紫色水果，比如蓝莓、覆盆子、草莓、紫红樱桃、桑葚、杨梅、紫皮葡萄等。

蔬菜水果当中的钾、钙、镁元素还能帮助眼部肌肉增强弹性，不容易发生近视。如果日常生活中少吃点肉，多吃蔬菜水果，对提高眼球肌肉弹性十分有利。

蔬菜有这么多好处，到底要怎么选择呢

按营养学家的推荐，每天要吃400～500克蔬菜。因为蔬菜品种太多，一种一种地说明如何选择有些麻烦，这里就把各种蔬菜选择的总体要点说一下。

选蔬菜，先绿色

必须知道的常识是，蔬菜的颜色不同，意味着其中的保健成分含量不同。

一般来说，综合营养价值最高的蔬菜是深绿色叶菜，每天要吃200克这类蔬菜，才能保证来自蔬菜的营养能充足供应。也就是说，一天的蔬菜当中，深绿色叶菜大概要占一半。

所谓深绿色叶菜，就是叶子颜色深绿的蔬菜，比如菠菜、油菜薹、小白菜、茼蒿、芥兰、芥菜、绿菜花、茴香菜、空心菜、木耳菜等。各种芽苗类蔬菜当中，凡是颜色深绿的也都算，比如豌豆苗、黑豆苗、香椿苗、豌豆尖、丝瓜尖之类。

深绿色叶菜是各种蔬菜当中的“全能团体冠军”。其中维生素B_2、叶酸、维生素K、维生素C、胡萝卜素、钾、钙、镁、类黄酮等营养和保健成分含量都非常高，对预防心脏病和癌症极有帮助。绿叶蔬菜中，谁的叶子颜色最深，绿色最浓，就说明它的营养价值最高。

为什么绿叶蔬菜营养价值这么高？因为绿叶是进行光合作用的地方。

既然营养成分都是在绿叶中合成，它的营养素浓度自然会很高。同时，因为绿叶直接接触太阳光，为了避免自身组织的氧化衰老，就必须制造大量的抗氧化物质。所以，绿叶是抗氧化物质的宝库。那些不接触阳光的嫩叶，合成的养分少，接触的阳光少，所以营养价值要低得多。

日常购物的时候，很多人都喜欢买叶子颜色浅的蔬菜，觉得特别嫩，纤维少，买着合算。其实这样是吃亏，因为浅色叶子当中的营养成分远远比不上深绿色的叶子。大白菜和圆白菜都不能入选深绿色叶菜，就是因为叶子颜色太浅，营养素含量达不到标准。测定表明，白菜的中心嫩叶和外面绿色老叶相比，绿色老叶的维生素C是中心黄色嫩叶的好几倍，矿物质是中心黄色嫩叶的十几倍。大白菜的年轻时代，那种叶子浓绿的老叶，就合乎深绿色叶菜的标准。可惜它早就被人们掰掉了，变成了垃圾或者饲料。

多颜色，才保健

虽说深绿色叶菜夺得全能冠军，但还有很多单项冠军的位置留给其他颜色的蔬菜。所以说，每天的另一半蔬菜最好是其他颜色的蔬菜，包括橙黄色、橙红色、紫色、浅色等。

橙黄色和橙红色的蔬菜，比如胡萝卜、南瓜、番茄、红心甘薯之类，富含类胡萝卜素，抗氧化能力也很强。在果蔬中找到类胡萝卜素很容易，它们的特点是颜色从红色、橙红色到橙黄色、黄色，不溶于水。其中的β-胡萝卜素人们最为熟悉，它能在人体内转变成维生素A，而中国人是很容易缺乏维生素A的。

除了β-胡萝卜素，橙黄色的蔬菜中还含有α-胡萝卜素，特别是胡萝卜当中。人们发现，这种胡萝卜素对于预防多种癌症的效果比β-胡萝卜素更强！一些调查发现，吃α-胡萝卜素多的人，心脏病的死亡风险也明显降低。

番茄中的红色来源于番茄红素，人们都知道，它也是一种比β–胡萝卜素更强的抗氧化成分，对预防心脏病和前列腺癌很有帮助。

紫色系的蔬菜也很好，比如蔬菜中的紫薯、紫甘蓝、红菜薹、红苋菜等，它们富含花青素，具有非常强的抗氧化能力，对提高抵抗力、抗过敏、改善视力等都有很好的作用。

在同一色系的果蔬当中，颜色越深，保健价值越高。那些颜色发白的蔬菜，难道就不要吃了吗?

的确，浅色蔬菜的营养成分和抗氧化成分总量比深色蔬菜低很多。不过，它们仍然具有各自的保健作用，偶尔也会登上排行榜。

比如说，从诱导干扰素产生方面，白萝卜的效果就不错。传统医学还认为生萝卜能够润肺化痰，这种好处和维生素含量多少没有关系，是绿叶蔬菜所不能替代的。萝卜和菜花等十字花科的浅色蔬菜含有硫甙类成分，它们对预防癌症很有帮助。又比如说，苦瓜属于浅色蔬菜，但它的维生素C含量很高，而且其中含有奎宁成分，传统认为它有清热解毒作用。

有一个重要的基本概念需要了解：蔬菜的营养素含量和它的保健作用之间，并没有直接的联系。营养素是人体所必需的，天天都需要，所以青菜每天都该吃；而保健成分是特殊体质或生理状态条件下才需要的，不一定适合每一个人。吃对了就起到保健作用，吃错了就会伤身体。生苦瓜和生萝卜不需要天天吃，也不是人人都适合吃。

买蔬菜，重新鲜

每一种蔬菜的储藏性质不一样，有的能放很久，有的能放一周，有的必须一两天内吃掉。总体而言，蔬菜贵在新鲜，不新鲜的蔬菜无论是营养价值还是保健价值都会大打折扣。

绿叶蔬菜对新鲜度的要求是最高的，因为叶子表面没有很厚的角质层来保护，水分非常容易散失；同时也是因为叶子的生命活动特别强，采收后成分变化很快。如果把绿叶菜采收后放在室温下，维生素的分解速度非常快，有毒物质亚硝酸盐的含量却会迅猛上升。

相比而言，有厚皮的冬瓜和有外皮保护的洋葱之类，以及包好的萝卜、胡萝卜、茄子、马铃薯等可以存放一周左右。白菜、圆白菜在不撕去外层的时候也可以保存一周以上。菌类蔬菜容易变质，最好两三天内吃完。买菜的时候，应当合理搭配不同储藏期的蔬菜，保证蔬菜不会因为买得太多而浪费。

如果不能每天买菜的话，建议每周买3次菜。其中绿叶蔬菜每次都要买，买来之后必须及时储藏在冰箱冷藏室当中。如果冰箱放不下，耐储藏的蔬菜可以在阴凉处露天存放一两天。

在超市买菜时，要买当天上架的菜。选择冷柜中加保鲜膜的菜比较放心，因为保鲜膜可以减轻水分的流失，延缓营养素的损失。如果没有冷柜，就要选择样子最新鲜、质地最脆挺的蔬菜。人流量大的超市菜卖得比较快，产品会相对新鲜。

看到有“特价菜”，更要小心看看是否已经萎蔫，叶子是否已经容易脱落。因为，风味、口感和营养都变差的蔬菜，其实是不值得购买的。

识标签，保安全

按照蔬菜的栽培管理和质量认证方式，可以分为普通产品、无公害产品、绿色食品产品和有机产品四类。其中有机蔬菜栽培中不使用任何人工合成物质，绿色食品的生产环境质量高，不用任何有毒和残留物质，无公害则承诺不会发生农药超标问题。

总体而言，有认证的产品，安全性会比没有认证的更好。要仔细看有没有相应的质量认证标识，而不是仅仅看有没有保鲜膜，有没有牌子。

虽然现在不能保证有机蔬菜全部达到有机要求，也不能保证有认证的蔬菜中含有的营养成分更多，但有认证的蔬菜清洗和食用的时候还是会放心一些，在同样的新鲜度下，口感风味更为自然。毫无疑问，因为生产成本高，它们的价格也会高一些。如果不愿意花这个钱，买普通的最新鲜的产品也可以，只要是大超市或大农贸市场，都有进货的质量控制，不会发生农药中毒之类的麻烦。

绿叶蔬菜是最佳防癌食品

越来越多的研究确认了叶绿素和绿叶蔬菜的防癌作用。调查发现，吃深绿色的叶菜越多，得癌症的概率就越小。

一想到绿叶蔬菜，人们立刻会想到杀虫剂农药，想到怎么洗，怎么泡，似乎绿叶蔬菜就是污染的源头，污染物富集会带来癌症……而说到抗癌食品，人们往往想到的是番茄、绿菜花和芦笋，很少有人想到普通的绿叶蔬菜。

事实或许正好相反，大量研究证明，绿叶菜才是最佳防癌蔬菜。它不仅营养价值极高，而且能帮助清除污染，还有确定的防癌效果。

有关绿叶菜的防癌作用，早在1980年就有了报道。当时有研究者发现，蔬菜的丙酮提取液能够在Ames试验中抑制两种强烈致癌物3-甲基胆蒽（methylcholanthrene）和苯并[a]芘（benzo[a]pyrene）的致突变作用。研究者还发现，无论哪种处理，这种作用的效果都与提取液中的叶绿素浓度呈现正相关，也就是说，提取的叶绿素越多，蔬菜的抗突变作用就越强。

后来，越来越多的研究确认了叶绿素和绿叶蔬菜的防癌作用。调查发现，吃深绿色的叶菜越多，得癌症的风险就越低。例如，2006年荷兰的一项流行病学研究表明，在男性成年人当中，叶绿素摄入量越高，结肠癌的风险就越小；而血红素摄入量越高，结肠癌的风险就越大。换句话说，红肉吃得越多，肠癌危险就越大；而青菜吃得越多，肠癌风险就越小。另有研究发现，叶绿素具有降低血红素在实验大鼠大肠中的细胞毒作用和促进细胞异常增殖的作用，换句话说，就是能抑制肠癌的发生。此外，绿叶蔬菜中的膳食纤维对预防肠癌也有帮助。

除了肠癌之外，叶绿素或绿叶菜对乳腺癌、肝癌和皮肤癌也都有保护作用。有研究认为，绿叶蔬菜里特别丰富的叶酸可能是抑制乳腺癌发生的一个重要因素，而促进肝癌发生的黄曲霉毒素和叶绿素之间也有一些微妙的关系——叶绿素可以大大降低这种毒素的致癌作用。

著名医学杂志《癌症发生》（*Carcinogenesis*）在2007年刊登了一项研究，其中发现天然叶绿素可以抑制黄曲霉毒素B1引起的大鼠多器官致癌作用。研究者表示，叶绿素能大幅度减少黄曲霉毒素在人体中的吸收率。他们认为，叶绿素是一种极好的化学保护物质，对抗致癌物的作用非常有效，可减少致癌物吸收，并降低致癌物对遗传物质的作用，直到减少各组织的癌前病变出现。

黄曲霉毒素B1可不是等闲之辈，它的毒性比砒霜高68倍，而且具有极强的致癌作用，特别是与我国南方地区的肝癌高发关系密切。在潮湿的气候条件下，花生、玉米和大米都非常容易霉变而产生黄曲霉毒素，而吃这种被黄曲霉污染的粮油及其制品，哪怕毒素含量很低很低，长年累月之后都有严重的致癌危险。

当然，这只是一项动物研究，对人体来说，叶绿素是不是也有同样的作用呢？在大鼠实验的启发下，2009年《癌症预防研究》（*Cancer Prevention Research*）杂志上发表的一项人体实验研究表明，在人类志愿者当中，叶绿素一样能够有效地对抗黄曲霉毒素的致癌作用。研究者们给志愿者服用微量的^{14}C标记的黄曲霉毒素B_1胶囊，然后正常进食和饮水，测定他们在72小时之内对黄曲霉毒素的吸收和代谢情况。过若干天后，给志愿者同样服用这种黄曲霉毒素胶囊，但再加上叶绿素或者叶绿酸。结果和大鼠实验相当一致——叶绿素和叶绿酸能大大降低黄曲霉毒素的吸收率。

其实，绿叶蔬菜当中有利于预防疾病的因素，绝不仅仅是一个叶绿素。它所含丰富的类黄酮远远超过茄子、洋葱等以富含类黄酮著称的食品；它所含的β-胡萝卜素和叶黄素甚至可以接近于胡萝卜的水平；它含有丰富的叶酸和维生素K，还有相当多的维生素B_2、维生素C、钾、钙和镁，还有比番茄、黄瓜高得多的膳食纤维。这些对于预防癌症和心脏病都极有益处。

深绿色的叶菜，在世界上大部分国家里都价格高昂，唯有中国人能吃上品种丰富、价格低廉的绿叶菜。但是我们似乎没有好好珍惜这种罕有的幸福和幸运，总把绿叶菜看成不值钱的东西、低档的食品，还因为害怕农药污染而拒绝它们，没有好好享受它们的健康效益，这真是太遗憾了。

其实农药的施用方法多种多样，包括拌种、拌土、撒施、灌根、喷施、熏蒸，以及从树干灌入等多种方法。叶面喷施只是其中方法之一。而且即便是喷施农药，最终一部分也会落到土里，根茎类蔬菜也难免受影响，一些难分解农药，根茎类积累得更多。也就是说，即便选择其他类型的蔬菜，也未必没有污染农药，那又何必单单害怕吃绿叶蔬菜呢？

在这受生态环境污染之害的现代文明时代，我们不可因噎废食，而应采取积极、主动的办法，如选购现在正广泛种植的绿色认证或有机认证食品。

在日常生活当中，哪一天没有吃到200克绿叶菜，就应当觉得自己的饮食质量太低——我经常想说：珍爱生命，亲近绿叶蔬菜，吃绿叶蔬菜才是高质量的生活。

多吃绿叶菜，预防慢性病

看到绿叶菜的时候，不要只想起农药来，而要想到其中那么多的保健成分和营养成分。毕竟吃东西的时候，我们要比较其中的风险和好处，而绿叶菜是一种好处远远大于风险的食品。

近年来，要说中国人中什么疾病发病率上升最快，大概要数得上糖尿病了。这个病早就不再是老年性疾病和富贵病的代表，因为很多不到40岁的人已经患上II型糖尿病，在北京，18岁以下的高血糖孩子已经数以万计。人们经常传说是吃甜食导致糖尿病，但很多不吃甜食的人照样患病。

那么，多吃什么食物才能减少糖尿病的危险呢？除了公认的粗粮豆类，一项最新发表的研究报告发现，吃深绿色的叶菜也是减少糖尿病危险的好方法。

一项在英国医学杂志上刊登的汇总分析研究引起了广泛的注意。它汇总了6项大规模流行病学调查的结果，其中的被调查人总数达到22万人。分析这些人的饮食和糖尿病的关系之后，研究者发现，那些多吃深绿色叶类蔬菜的人，糖尿病发生的危险有明显下降。这种好处是吃水果所难以替代的。

哪些蔬菜属于被研究者认可的深绿色叶菜呢？其中包括绿菜花、深绿色羽衣甘蓝、菠菜和深绿色圆白菜（我国的圆白菜颜色太浅，不能纳入深绿色叶菜标准，英国的圆白菜颜色深绿而且叶子很硬，营养价值更高）。研究者经过计算之后得出这样的推荐：如果每天能多吃一份深绿色叶菜（大约120克，炒熟之后也就是盛米饭的碗半碗的量），英国糖尿病发病人数就能减少14%。

为什么吃绿叶菜有这样的好效果呢？原因可能有很多，比如这些深绿色的叶菜当中含有丰富的镁和钙，有大量的叶绿素、叶黄素和胡萝卜素，有大量的类黄酮，有大量的叶酸和相当丰富的维生素B_2，还有膳食纤维……前面已经多次说过了。

不过，还有研究者提出了一个新理由——绿叶菜当中含有高水平的硝酸盐。

硝酸盐原来曾经是绿叶菜的一个缺点，因为它本身无害，放久了却会变成有毒的亚硝酸盐。所谓蔬菜不能隔夜吃，茶水不能隔夜喝，腌菜多吃可能致癌等，就是因为怕这个亚硝酸盐。

不过，如果绿叶菜足够新鲜，硝酸盐没有变成亚硝酸盐的话，其实有很多好的作用，比如降低血压、改善血管内皮功能，促进体内一氧化氮的产生等。体内产生的一氧化氮还有促进胰岛素分泌和免疫调节的作用。有的改善男性性功能的药，原理也是促进一氧化氮产生，从而让血管功能改善。所以，有研究者推测，绿叶蔬菜对心血管和糖尿病的预防有特殊效果，水果和根茎类蔬菜都不能替代它的好处，很可能是因为水果和浅色蔬菜当中的硝酸盐含量远不如绿叶菜多。

同时，绿叶菜对于控制血压、预防心脏病、预防中风之类的好处，都超过其他类型的蔬菜。它是一年四季中每天都不可缺少的蔬菜品种。至于具体的品种，完全可以根据自己的体质、喜好和价格承受能力来进行挑选。不喜欢吃茼蒿，还可以吃苋菜；不喜欢空心菜，还可以吃菠菜……

所以，看到绿叶菜的时候，不要只想起农药来，而要想到其中那么多的保健成分和营养成分。毕竟吃东西的时候，我们要比较其中的风险和好处，而绿叶菜是一种好处远远大于风险的食品。

不过，要每天吃500克蔬菜，而且是多品种的蔬菜，一半绿叶菜，仅靠生吃肯定是无法达到要求的。研究中发现，对预防认知功能下降的两项指标，都是脂溶性营养素，完全吃生蔬菜也难以充分吸收。所以，每餐吃少油烹调的熟蔬菜，再加上凉拌蔬菜和水果，才能充分地满足大量摄入蔬菜的需要。

让人爱不释手的水果

一般来说，蓝紫色或紫红色的颜色越深，花青素的含量越高。所以说，选择这类水果，一定要挑选颜色最深的类型。

水果素来有健康之名，味道又甜美可口，很少有人对吃水果产生抵触。中国营养学会推荐人们每天吃200~400克水果。水果的B族维生素、钙、镁含量都低于蔬菜类，但它们在提供钾和抗氧化物质方面不逊色于蔬菜。

水果的选择似乎比蔬菜容易一些，因为人们不那么害怕水果中的农药，以为削皮就可以解决问题。其实，一定要弄清一个根本问题，那就是为什么而吃水果。如果是为了健康，那么遵循下面的原则会有所帮助。

选水果，要好色

前面说到，不同颜色的蔬菜中，含有不同的抗氧化成分和保健成分。对于水果来说也完全一样。水果中的抗氧化成分和蔬菜中的几乎完全一样，包括类胡萝卜素、花青素、类黄酮等。不过，在某些“有色”指标上，水果比蔬菜还要强。

比如花青素的含量，很多水果就比蔬菜要丰富得多。著名的蓝莓、草莓、紫红樱桃（车厘子）、桑葚、杨梅、紫葡萄、紫黑色美国大李子（布朗）等都是花青素的好来源，颜色越深，含量越多。前面提到，花青素有明目的作用，而富含花青素的桑葚在我国传统医学中也有明目的美名，它就是花青素含量特别高的一种水果。女性当中还传说，花青素对于美容有好处，被称为“口服的美容品”，因为研究发现花青素可以减少皮肤过敏的情况，配合维生素C一起摄入，还有利于皮肤的弹性。

一般来说，蓝紫色或紫红色的颜色越深，花青素的含量越高。所以说，选择这类水果，一定要挑选颜色最深的类型。比如说，黄樱桃含花青素微乎其微，红樱桃就多一些，紫黑色的樱桃含量最高。

橙黄色的水果是类胡萝卜素的来源。黄桃比白桃中的含量高得多，黄杏也比白杏高得多。在同类柑橘水果当中，选择颜色最深黄色的品种肯定是最合算的。

买水果，不选美

在购买水果的时候，很多人都喜欢个头大、表面光滑闪亮的产品。其实，表面的漂亮往往是打蜡化妆的结果，果园里刚采收的水果表面是不光亮的，触感有些发涩，很多水果还有一层天然的白色果粉，可不要以为这是农药哦。没有这层粉才是不自然的状态。

水果个头大，也不意味着味道更好或者营养更高。测定表明，在同一种水果当中，小果往往比大果更健康，因为靠近皮的部分往往是营养素和保健成分含量最高的地方。小果的皮所占比例较大，所以抗氧化成分和维生素含量反而更高。如果消费者都不去挑最大的水果，自然就不会有人特意去施“膨大剂”之类的生长调节剂。

现在水果的品种越来越甜了，酸味和涩味却越来越少。其实，水果味道特别甜并不意味着营养价值高。相反，很多保健成分都是多少带一点苦涩味的，所以甜中略有酸涩的自然风味反而是最值得选择的。因为消费者热爱特别甜的水果，栽培育种的努力方向也是生产最甜的水果，结果现在很多水果的维生素和抗氧化成分含量都比从前下降了很多。

本地产，优先选

在同一种水果蔬菜当中，本地、应季的产品往往是最好的。西方国家的环保人士大力提倡选择本地应季的产品，一方面是因为本地产品不需要长途运输，节约资源，减少环境污染，另一方面是这些产品可以在达到最佳成熟度之后再采收，品质和口感也更优良。

如果购买来自远方的水果，为了便于运输，肯定要在7成熟的时候就采下来，很难吃到它的最佳风味。如果等到成熟变软之后再采摘，运输途中早就烂掉了。比如说，北方人所吃到的香蕉，永远都不是自然成熟的香蕉，而是在长到正常大小之后，在青涩发硬的状态下采收下来，然后再催熟变成黄色。不是生产者和销售商故意要这样做，而是因为熟了的香蕉两三天中就会发黑腐烂，实在不可能忍受两三千公里的漫长旅程，完整地来到北方的餐桌上。

那些进口水果更是如此，为了长途运输，早早采收下来，经过保鲜剂处理，经过打蜡上光减少水分散失，才能样子光鲜地来到我们面前，但吃到嘴里却并不好吃。所以，选择本地应季的果实是最为明智的，价廉物美，品质最优。

反季果蔬安全吗

很多人都听到这样的话：反季节的蔬菜水果有害健康，用了催熟剂的水果会让孩子提前成熟。还有很多人问：哪些蔬菜是应季的？哪些水果是反季节的？不吃它们，我们是不是就能更健康？孩子是不是就不会提前发育？

按照中国的传统说法，“不时不食”，也就是说，食物得天地物候之气，它的性质与气候环境的变化是密切相关的。如果不是应季的食物，它就没有那个季节的特性，那么它的营养价值就会因此改变。因此，古人提倡吃应季的食物。在我们的东邻日本也有类似的说法，人们热衷于吃“初物”，就是到了季节新鲜上市的食物，从食物当中感受到四季变化，体验到人与自然协调的美感和幸福。

从农业生产角度来说，应季的产品品质优于反季节的产品。番茄长在冬天的大棚里，其中维生素C的含量只有夏天露地种植产品的一半；刻意选育和栽培的早熟果实，口味和营养价值通常不如自然晚熟的水果。

但是，不能不承认，现代社会中的居民的确已经被反季节的蔬菜和水果所包围，而且已经很难再离开它们了。

每当北方的寒冷冬季来临，天地间一片荒凉，寸草不生，枯叶凋零。从11月到4月之间，几乎没有什么办法种植“应季”的蔬菜和水果。也就是说，如果我们一定要吃“应季”食物的话，有5个月的时间，只能吃豆芽之类的芽菜，而且几乎没有任何新鲜水果。

年龄大一点的人还记得，就在30年前，北方冬天的蔬菜品种少得可怜。家家户户挖地窖，储存白菜、萝卜、胡萝卜、马铃薯等几样过冬菜，同时还要渍酸菜、做泡菜、腌咸菜，应付寒冬季节的菜肴需要。苹果可以存到春节附近，而2~4月之间就是“青黄不接”的时节，人们的食物品种少得可怜，营养供应水平降低到一年当中的最低点。

这就是所谓只有“应季食品”的生活。未见得多么健康、多么幸福吧？那时候，人们在冬春季节的维生素C、胡萝卜素、维生素B_2等营养素供应普遍不足，靠腌菜来维持生活，又增加了亚硝酸盐的摄入量，不利于饮食安全，更不要说食物多样化和美食的享受了。我相信，没有人愿意回到那种“自然”状态当中去。

相比之下，无论哪个季节，多吃点蔬菜水果，才是最关键的健康问题。无数研究证实，蔬菜水果的总摄入量越大，癌症、心脏病的危险就越小，冬天吃蔬菜水果，总比不吃要好。如果反季节的蔬菜水果一律不吃，那么冬、春是不是就只能吃鱼肉加咸菜了？那样对健康会有什么好处吗？

现在很多反季节的蔬菜水果，并不一定是大棚的产品，其中也有来自南方的产品，甚至是来自国外的产品。比如说，在海南，一年四季都可以生产蔬菜水果，其实没什么应季问题，其营养价值也未必低于北方的应季产品。只不过，经过长途运输，它们可能需要采取一些保鲜措施。

特别是对于水果来说，要长途运输，往往需要打蜡上光，以减少水分的散失；还要用保鲜剂处理，其中包括杀菌剂、防霉剂和一些延缓植物呼吸和衰老代谢的化学物质。这些物质也都属于农药的范畴。如果买本地应季成熟的蔬果，就不用加这些物质来处理了。

怎么与反季节蔬菜水果“和平共处”呢？

1. 无论什么季节，吃蔬菜水果，总比不吃要好。大部分水果和蔬菜在5月到10月之间成熟，所以这时候可以多吃一些。但这并不是说，冬天就干脆不吃新鲜蔬菜水果。就算营养价值低一些，总比一点没有要好。

2. 如果有可能的话，优先选择应季的农产品。不必追求那些不合时宜的水果，不妨等到它们出产的季节再吃。比如说，春天不必一定要吃西瓜，最好等到7月再大快朵颐；秋天不一定要大吃草莓，因为它是5月的美味。

3. 如果有可能的话，优先选择本地出产的农产品。本地产品不仅成熟度好，营养价值损失小，而且不需要用保鲜剂处理，污染较小，运输费用、包装费用、冷藏费用等也较低。盲目追求那些漂洋过海远道而来的进口水果是不明智的。

4. 尽管果皮的营养价值较高，但吃长途跋涉而来的洋水果，或者表皮特别光艳美丽的水果，一定要注意削皮。它们不仅打了蜡，而且极可能经过保鲜剂处理，多少会有一些残留。

5. 多多了解自然，知道食物自然成熟的季节，知道它们本来的正常味道是什么样。不要说我们的孩子们，很多成年人现在恐怕已经不知道食物的出产季节了。既然自己都不知道季节，又怎能知道什么才叫做“应季”和“反季”呢?

绿色食品和有机食品真的物有所值吗

人们在购买水果蔬菜甚至其他农产品的时候，常常会觉得有机食品、绿色食品会更安心一些。它们有什么区别呢?

有机食品指来自于有机农业生产体系，根据国际有机农业生产的要求和相应的标准生产、加工和销售，并通过独立的有机认证机构认证的供人类消费、动物食用的食品。这个严格的定义听起来可能有点拗口，简单地说，有机食品就是符合以下几个要求的食品：

- 农业生产过程中，不能使用化学合成农药和化肥，也不能使用转基因技术。
- 食品加工的过程中，只能使用有限的、有机食品生产标准许可的安全添加剂和包装材料。
- 产品必须符合相关的标准，通过产品检测。
- 在生产、加工和销售的每个环节中，都有严格的管理，产品具有可追溯性。
- 产品使用特定的有机食品标志。

所以说，从生产过程来说，有机食品是让人放心的食品。由于它遵循相关的法规，每一个产品都保证不会因化学污染对人体健康造成损害；由于它的可追溯性，每一份产品都可以查到出问题的环节和责任人，使消费者的安全得到保障。

目前我国的食品生产中，农药残留和重金属污染都是普遍存在的问题，消费者很难从产品的外观上看出其污染状况。而相对于普通食品，有机食品在农药残留面表现得更加安全。

根据2005年新颁布的国家标准，有机食品的农药残留必须达到相关国家标准限值的5%以下。也就是说，如果国家许可的残留量是100，那么有机食品的残留量必须低于5。有机食品是一种认证门槛很高的食品，要想获得有机食品的资格认证，除了要建立严密的生产质量管理体系以外，还要通过最终产品的残留量检测。显然，如果父母们选择有机产品，就可以在农药残留这方面彻底放下心来。

那么，是不是只要不使用农药和化肥，就可以在任何地方生产有机食品了呢？事情并不这样简单。由于不少农药、除草剂、生长调节剂等化学物质难以在短时间内分解，会在土壤中存留相当长的一段时间，因此，农用化学品污染严重的地方不能生产有机食品。同样，存在工业污染的区域也不能作为有机食品的生产基地。在很多情况下，有机产品基地都要经过三年的“有机转换期”。在这段时间内，不得使用任何化肥、农药和其他农用化学品，以便让原有的残留物尽量分解。在这段时间生产出来的产品，还不能叫做“有机产品”，只能叫做“有机转换产品”。

人们也许会问，“绿色食品”和“有机食品”到底哪个更安全、更健康呢？实际上，“绿色食品”和“有机食品”都是食品安全的认证标准。单从农药和重金属指标上来说，不能说谁优谁劣。

绿色食品分成两个等级，A级和AA级。在生产过程中，A级绿色食品许可使用一些对人体安全、对环境无污染的农药，并可以有限制地使用化肥。AA级绿色食品和有机产品的生产则不允许使用上述两种物质，同时，还需要建立更为严密的管理体系。所以说，仅就产品的农药安全性来说，有机食品和AA级绿色食品更胜一筹。

不过，绿色食品也有它的优势。有机食品并没有严格要求环境质量，而绿色食品要求栽培地的大气、水源和土壤质量达标，不能有任何污染源。所以，有些能够拿到有机食品认证的栽培地点，不一定能获准生产AA级绿色食品。

消费者可能不知道，很多地区的灌溉水源和土壤污染情况是比较严重的。即便什么农药化肥都不用，照样会有很多难分解化学污染物和重金属元素从土壤和灌溉水中进入蔬菜、水果、粮食当中，这种危险比喷杀虫剂还可怕，因为杀虫剂是比较容易分解的，这些东西一旦进入人体就很难出去，会长期积累，产生蓄积性危害。

另一方面，AA级绿色食品要求必须手工作业，不能使用机械。实际上，农业机械造成的尾气污染也会影响到产品的安全性。但国外因为人力昂贵，不可能作出这样的规定，只有我国才有条件这样纯人工作业，因为农民的工资很低。

如果不让施化肥，在土壤肥力不足时，难免会导致产量的降低，甚至造成产品品质的下降。如果不让施除草剂，田里要长很多草，靠手工除草效率很低。所以，并不是全国所有的地区都适合发展有机食品和绿色食品。一般来说，有机食品和绿色食品的生产基地会建在自然生态环境良好、土壤肥力较高、劳动力资源比较充足的地区。东北、内蒙以及西北和西南的一些地区都是目前重要的有机食品和绿色食品生产基地。

植物们生长在良好的自然环境中，生长状态更为自然，能够保持产品天然的风味。在动物食品的生产当中，由于不使用化学物质和集中催肥管理，动物的生长期比较长，肉质更细腻，香气更浓郁。难怪许多吃到有机食品和绿色食品的人都对产品的口味特别满意。但是，由于投入大、产量低、人工成本高、管理成本高等因素，这些优质的产品必然成本高昂，价格也比普通的产品要明显提高。

购买有机食品和绿色食品往往需要去规模较大的超市，或者健康食品专卖店，需要额外多花些时间。一些食品配送公司已经开展了配送有机食品的业务，可以让消费者足不出户享受天然口味带来的乐趣。此外，网上直销也是一条不错的购买渠道。

按照相关标准，有机食品在销售时必须加贴“有机产品”或者“有机转换产品”的国家标示。此外，各个有机食品认证机构一般还会要求生产企业在商标上加上本机构的标示，以示对产品质量负责。绿色食品也需要贴上A级或AA级的标示，上面还有产品认证的号码。

果酱里面有没有真水果

果酱一向都是一种甜美的食品，因为原料不同，它们的颜色丰富多彩，口味也风格各异。有蓝色的蓝莓酱，红色的草莓酱，深红色的山楂酱，琥珀色的苹果酱，金黄色的杏酱，还有桃酱、樱桃酱和海棠酱。近年来，从国外传来了马末兰酱，也就是柑橘皮酱，柚子茶也火了起来，它其实也属于果酱的一类。

各种果酱的制作原理都是大同小异的。先把水果洗好，然后切块，热烫一下，再绞碎放在夹层锅中，加糖熬煮。糖要慢慢地加进去，一直加到60%以上，还要调节一下酸度，让果酱酸甜适口。过去的果冻产品除了白糖和果酸，什么都不需要加；而在近年的产品当中，不少产品会加入一点水果香精，加入一点果胶或者琼脂。

制作果酱的时候，加足够多的糖是最最关键的事情。除了调味作用之外，糖还起到防腐作用，并让果胶在糖的作用下达到一种介于凝胶和黏稠酱状之间的状态，这就是果冻那种迷人的特殊口感所在。

很多人以为果冻这么黏稠，其中一定添加了凝胶剂，其实不一定。许多水果天然富含果胶，其中最出名的就是山楂了。山楂的果胶含量居各种水果之冠，这也是它能帮助控制血脂的秘密之一。苹果、桃和杏也是比较富含果胶的水果，所以制作这些果酱是不需要加任何凝胶剂的。草莓的果胶略少一点，有时候如果原料中的果胶不足，需要额外加一点进去。不过，果胶实在不是一种坏东西，所以加这种添加剂是无可抱怨的。

相比之下，琼脂这种凝胶剂就要差得多了。它虽然对健康无害，但是口感上远远不及果胶，凝冻缺乏弹性，没有传统果酱的美好口感。

问题是，现在不少山楂酱和苹果酱也要添加凝胶剂，并不是因为山楂和苹果本身出了问题，而是生产者太“抠门”，舍不得多放水果，而是用白糖、琼脂、柠檬酸、香精等来凑数。这样，果酱的品质就会大大下降了，还不如叫做“糖胶冻”。

所以，挑选果酱的时候要记得看看配料表，原料越简单越好，最好只有水果和糖两样。放一点柠檬酸和果胶还是可以接受的，但香精、色素、防腐剂、琼脂之类的配料最好没有。

水果成分比例越大，自然产品就越有价值。有些果酱产品很聪明，用不同水果混合制成果酱，可以弥补单一水果的不足，比如果胶太少，又比如糖分不够或酸度太大，等等。

从原料来说，富含花青素、类黄酮和矿物质的水果制作的果酱营养价值最好。比如说，蓝莓果酱自然是最佳选择，优质的山楂果酱和草莓果酱也非常出色。

虽然不指望果酱提供维生素C，也不指望它低糖低能量，但它的果胶、矿物质和纤维还在，一些抗氧化成分如类黄酮、花青素还在，比吃糖果、吃糕点还是要健康一些。柑橘皮和柚子皮当中富含果胶和类黄酮，所以也不能说这类果冻一无是处。

从品尝感觉来说，颜色自然，带半透明感，有特征的水果香气和味道，口感柔软有弹性，状态介于凝冻和黏稠流体之间，便于涂抹的是好果酱。那种完全凝冻状态，香气不足，口感不美的是质量很差的果酱。

低糖的果酱失去了大量糖的保护，很容易长霉长菌，所以不得不加入防腐剂。无糖的果酱可以加入木糖醇做替代，如果加得足够多，同样也有防腐的作用。不过，这样产品的成本就会很高，同时，由于糖醇类物质有轻泻作用，贪吃这种果酱可能带来腹泻问题。

当然也不能忘记，由于果酱中含糖达60%以上，它的能量不可忽视。所以，每天1勺即可，不要吃得太多。

蔬菜水果罐头是垃圾食品吗

买罐头就是为携带和保存方便。毕竟罐头的营养价值和保健价值都比不上新鲜的天然食品，所以平日还是买新鲜食物烹调为好。

在前面说到，罐头食品是无须添加防腐剂的，常温下的保质期就可以达到一年以上。通常玻璃瓶水果罐头的保质期是一年半。有人认为，罐头全是垃圾食品，这话说得略有点过头，因为果蔬罐头并非那么一无可取。

相比于肉类罐头，水果蔬菜罐头的灭菌温度低一些，加热时间也短一点。这是因为它们比较酸，而酸性条件下有利于杀灭微生物，还有利于保存维生素C。所以，即便是水果蔬菜罐头，其中的维生素C含量也不是零。既然两百年来世界人民一直在生产罐头，野外工作的人们也依赖罐头存活，证明其中仍然含有营养素。

在30年前，不少家庭都会自制罐头。比如我一个朋友的妈妈，每年在番茄最廉价的时候，都会制作许多番茄罐头：先把番茄洗净切好，加调味品，在锅里煮透；同时另取一蒸锅，把洗净的玻璃罐头瓶和盖子蒸过，保持很高的温度；然后用沸水烫过的大勺，把还在沸腾的番茄块直接舀到在蒸锅上的玻璃瓶中，装到九成满，趁热把盖子拧上。最后，她再把封好的瓶子盖盖煮15分钟，令其在锅中自然冷却后，再开盖取出瓶子，就成了。

其实，做罐头的道理挺简单的。先是把内容物充分加热，把其中的微生物全部杀死；同时把包装罐/瓶/袋子充分加热杀菌；然后把无菌的食物装到无菌的容器中，不要装太满，趁热封口；最后再加热灭菌，冷却后，容器顶隙里面的空气体积收缩，会产生负压，本来封严的瓶子就更打不开了，外面的细菌也不可能进去了。

这样，里面的微生物被高热杀死，外面的微生物找不到进去的路，食物当然就不会腐败了。如果灭菌足够彻底，密封足够牢靠，别说两年，三年也不会坏，自然不需要加什么防腐剂了。

制作罐头要把食物加热两遍，肯定会损失一些营养成分；但是如果做成罐头营养就全部丢掉，它还有什么存在的意义呢？

罐头的加热温度不超过120℃，只有少量游离氨基酸受损失，而蛋白质不怕这个温度的加热，正如家里的高压锅可以用来烧红烧肉一样。矿物质也不怕加热，钾、钙、镁的含量并不会因为灭菌处理而下降。其实真正怕热的只有维生素，特别是维生素C和维生素B_1。其中一部分是因为加热而分解，还有一部分维生素的损失是因为溶于罐头的汤汁中，在吃的时候被扔掉了。

不过，每一种食品经过罐藏处理之后的维生素损失情况是不一样的。

通常水果和酸性蔬菜的损失比较小。在所有蔬菜罐头当中，番茄酱罐头和番茄罐头是比较合算的选择，因为番茄红素和营养成分绝大部分都能保存下来。比如说，番茄做成罐头之后维生素C的损失率只有26%，维生素B_1和B_2的损失也不超过26%；如果经常用番茄酱、罐头番茄和番茄沙司做菜，一年当中吃到的番茄红素比偶尔吃生番茄更多，而且吸收率更是不可同日而语。

相比之下，靠近中性的食物损失就大一些，比如菠菜制成罐头之后维生素C的损失率高达72%，豌豆是67%。同样，罐头中维生素B_1和B_2也有相当大的损失。比如说，豌豆罐头的维生素B_1损失率高达74%，而维生素B_2为64%。不过，毕竟还有一部分保留下来。

选择罐头的时候，除了看保质期之外，要注意盖子必须是微微凹下的，如果鼓起来，就说明有可能是灭菌不彻底，其中有微生物活动产气。

买罐头就是为携带和保存方便。毕竟罐头的营养价值和保健价值都比不上新鲜的天然食品，所以平日还是买新鲜食物烹调为好。家里存一点罐头食品，偶尔应急使用，作为抗灾储备，或者作为出门时的野餐食品，也还是不错的。

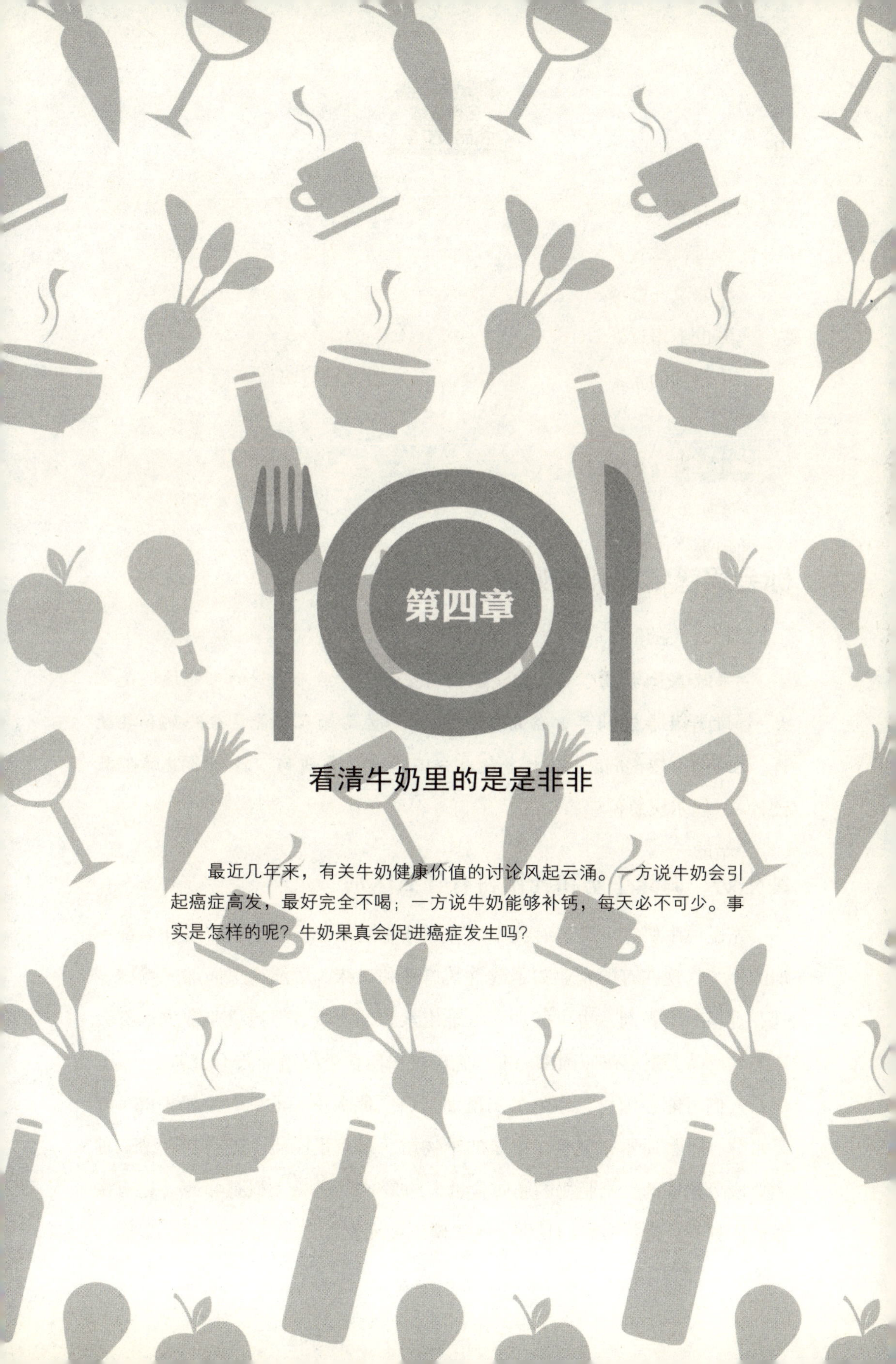

第四章

看清牛奶里的是是非非

最近几年来，有关牛奶健康价值的讨论风起云涌。一方说牛奶会引起癌症高发，最好完全不喝；一方说牛奶能够补钙，每天必不可少。事实是怎样的呢？牛奶果真会促进癌症发生吗？

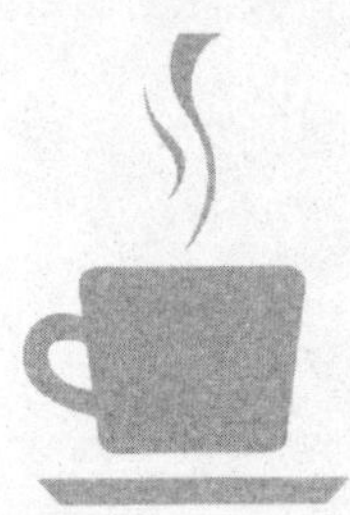

你会买错牛奶和酸奶吗

牛奶和酸奶都属于液态奶，人们司空见惯，然而买错的可能性还是很大。我的学生在2004年曾经做过调查，40%左右的人不能区分牛奶和乳饮料。在小城市和乡镇，绝大多数人分不清什么是酸奶，什么是发酵型乳饮料。

纯牛奶、调味牛奶和乳饮料有什么区别

先说说牛奶这一类，有纯牛奶和调味牛奶之分。纯牛奶就是什么都不加的牛奶。现在有的企业为了改善其口感和口味，可能往里面加一点增稠剂、香精、增香剂，也可能加一点维生素和矿物质，但数量非常少，不会影响到产品类型。按照国家标准，它的蛋白质含量应当不低于2.8%。

人们可能会惊讶，原来牛奶里面蛋白质那么少！的确，牛奶中88%都是水分，干物质本来就少。少量的干物质，是由蛋白质、脂肪和乳糖三种主要成分构成的。全脂奶的脂肪含量大约是3%，乳糖大概是4.6%。还有少量的矿物质，含量最高的是钾、钙、磷三种元素。

调味牛奶还是以牛奶为主，但其中可以添加其他配料，比如糖、香精、麦芽、可可粉、巧克力、谷物片等。它们的蛋白质含量应当不低于2.5%。比如早餐奶就属于调味牛奶。可可奶、巧克力奶、麦芽奶、果味奶呢？那就不一定啦。因为它们可能是调味牛奶，也可能是配制型含乳饮料，简称为乳饮料。

调味牛奶的意思是，把少量其他配料加到牛奶里面。而乳饮料的意思是，把牛奶和其他配料加到水里面。乳饮料当中只有三分之一左右来自于牛奶，它的蛋白质含量要求不低于1.0%。当然，其中的钙和各种维生素也都只有牛奶三分之一左右。为什么口感喝起来不觉得稀呢？是因为其中添加了增稠剂。因为加了糖、香精等成分，调味牛奶和乳饮料通常更受小朋友和年轻人的欢迎，但营养健康价值均低于纯牛奶。

具体是哪一类，要好好看看包装标签上的说明。如果“产品类别”写的是“含乳饮料”，配料表上第一位写着“水”，而且蛋白质含量是≥1.0%，那就肯定是乳饮料。如果“产品类别”写的是“调味牛奶”，配料表上第一位写着“牛乳”，而且蛋白质含量是≥2.5%，那就是调味牛奶。

现在一些乳饮料产品为了鱼目混珠，把“饮料”两个字写得特别小，甚至放在角落里面。对于蛋白质含量，也不按照国家规定写上100克中的含量，而是写一份的含量。这样看起来蛋白质似乎就和牛奶一样多了。这些“创意”无非就是想混淆产品类别，误导消费者。购买时一定要擦亮眼睛啊！

再来说说酸奶、调味酸奶和含乳饮料

按照我国标准，酸奶属于发酵乳，它是用牛奶作为原料，接种乳酸菌发酵剂之后，按特定工艺制成的酸味乳制品。产品外观为细腻的胶冻状或黏稠液体。按照原料不同，包括纯酸奶、调味酸奶以及果料酸奶。

纯酸奶就是除了牛奶（或奶粉）、乳酸菌发酵剂、糖之外，什么都不加做出来的产品，其中含有大量活乳酸菌。它的蛋白质含量≥2.5%，和牛奶的2.8%相差不大，主要是因为酸奶中加了点糖，稀释了蛋白质的含量。有些产品会额外添加一些乳清蛋白，产品的蛋白质含量超过2.5%，属于高蛋白质的酸奶产品。

按照外观不同，酸奶又分为两个大类：凝冻状的叫做凝固型酸奶，黏稠液态的叫做搅拌型酸奶，其中含有少量果汁、果肉以及增稠胶体等配料。

凝固型是先把牛奶和发酵剂倒入杯或瓶中然后进行发酵的产品，呈现凝冻状；搅拌型是先在大罐中发酵成凝冻，然后慢慢搅拌，再添加果料等配料，再分装到杯或盒中的产品。

酸奶的自然凝冻很脆弱，使劲一搅拌就能变成液态，而且不能再恢复成凝冻状态。现在很多纯酸奶产品里多少会添加一点香精和增稠剂，香精是为了改善风味，增稠是为了避免运输途中因晃动而变稀，这些都不影响营养价值。

按照成品的脂肪含量，酸奶可分为全脂酸奶、部分脱脂酸奶和脱脂酸奶三类，后者供需要控制脂肪和胆固醇的消费者选择食用。

市面上还有很多果味、果汁和果粒酸奶，价格通常都比纯酸奶要贵。它们属于调味酸奶，蛋白质含量≥2.3%。如果低于这个数值，口味酸酸甜甜，就不叫酸奶，而是发酵型含乳饮料了，它的蛋白质含量≥1.0%，也含有活乳酸菌。

含乳饮料分成不同类别，一种是“配制型”乳饮料，根本没发酵，更谈不上有乳酸菌。如果有酸甜味，也是因为人工加了一些有机酸、糖或甜味剂。另一种是“发酵型含乳饮料”，是乳酸菌发酵之后再加入水、糖、增稠剂、其他风味配料等调配成的产品。其中需要放在冷柜里的含有活菌，在室温下卖的没有活菌。另外还有一些活乳酸菌饮料，它们专门以提供乳酸菌为卖点，需要放在冷柜中销售，使用的菌通常是经过研究证明具有保健作用的菌。

为什么有些奶要在冰箱里保存，有的常温就可以？

需要放在冰箱里保存的叫做“巴氏奶”，俗称“低温奶”、“消毒奶”，有些人也称为“鲜奶”。严格来说，鲜奶应当是刚挤出来的奶，巴氏奶是鲜奶经过标准化、均质之后，在80℃~90℃的较低温度下短时间杀菌灌装的产品。对于不养牛的人来说，这就是能喝到的最新鲜的牛奶了，营养价值接近鲜奶。因为杀菌的温度不高，它必须放在冰箱里保存，塑料袋装只能存1~2天，屋脊形盒子可以存1周以上。

不需要放在冰箱里保存的叫做“灭菌奶”，俗称“常温奶”，包括超高温枕袋奶和盒装灭菌奶。它们是经过120℃以上高温灭菌处理的，能杀死细菌的耐热芽孢，在无菌条件下灌装密封。枕袋奶可以存放40天，方盒奶可以室温存放8个月不坏。因为加热比较剧烈，它的营养损失比巴氏奶要大，风味也差一些，除非加微量香精、增香剂等来改善。

喝牛奶会惹来癌症吗

最近几年来，有关牛奶健康价值的讨论风起云涌。一方说牛奶会引起癌症高发，最好完全不喝；一方说牛奶能够补钙，每天必不可少。事实是怎样的呢？牛奶果真会促进癌症发生吗？

研究证据表明，过多摄入奶制品可能会增加前列腺癌和卵巢癌的风险，但同时也会降患低肠癌的风险。奶制品与乳腺癌之间没有肯定的关联，甚至有的研究认为有预防作用。但是，所谓增加风险，不等于喝了牛奶一定会患上前列腺癌；降低风险，也不意味着喝了牛奶就不会患上肠癌。

换句话说，这些研究说明，同样一种食品，对于不同的疾病，可能会有不同的影响。比如说，对于结肠癌危险大的人来说，多喝些牛奶可能有保护作用；而对前列腺癌危险大的人来说，多喝奶却有可能促发这种癌症。因此，任何一种食品，都是有利有弊的，没有绝对好的食物，也没有绝对坏的食物。

同时，研究也说明，仅仅说吃什么食物还不够，还要搞清楚一种食物到底吃了多少，因为数量对于保健康作用有很大的影响。所谓“过多”，是每天消费牛奶500克以上的水平，这时会增加前列腺癌的危险；不过，也只有达到这样高的数量，才能对结肠癌产生预防作用。研究还发现，每天喝500克以上的牛奶可能增加白内障的危险，低于这个数量就没影响。

无论多么好的食物，都不宜无限制地多吃，否则就会带来副作用。有些家庭以为牛奶多多益善，为了促进孩子长高，甚至每天给孩子饮用1公斤牛奶，这是不可取的。我国营养学会推荐每日摄入牛奶或酸奶300克。研究证据表明，在这个数量下，不会带来癌症风险增加的危险。

反过来，多吃某种食物会增加癌症的风险，也不意味着这种食物一口都不能吃，或者偶尔吃一次都不可以。例如，更多的研究证明，牛肉、羊肉、猪肉等红肉食品摄入过多会增加患心血管病和癌症的危险，但是因此改为素食的人仍是少数。既然肉类是如此，又何必把奶类视为洪水猛兽呢。

牛奶是优质的天然食品。在我们的饮食中增加牛奶，对提高优质蛋白质和钙、磷及维生素A、D等的供应具有重要作用。目前我国膳食钙摄入量在400毫克/天左右，每日摄入200克牛奶或酸奶，再加上一些豆制品和绿叶蔬菜，钙摄入量就可以达标了。此外，强化AD牛奶和酸奶还可供应相当多的维生素B_2、B_6、B_{12}、维生素A和维生素D。1杯奶的营养作用，仍然是应当充分肯定的。

考虑到多数中国人除了牛奶和酸奶之外，既不吃奶酪、黄油，也不吃含奶的各种甜点，仅仅喝一杯奶还不足以引起癌症风险的变化，也就是说，既没有预防肠癌的明显作用，也没有促进前列腺癌发生的明显作用。

选购牛奶遭遇9大疑问

现在超市里牛奶品种越来越多，有不少消费者都感觉到无从挑选。大部分家长买牛奶是为了给孩子喝，也有的是给老年人喝，还有人用牛奶作为礼物送给亲朋。不同的情况，挑选的方案也不一样。下面列出了最常问到的9个问题，供读者按自己的情况来参考。

是不是蛋白质含量越高越好，脂肪含量越低越好

包装上的蛋白质、脂肪含量，是牛奶内在品质的反映。牛奶蛋白质含量高一点，的确说明质量好一些，但是否要花2倍价钱买高15%的蛋白质，决定权在你手里。2.8%还是3.3%，对于1杯奶来说，只意味着1克蛋白质，只相当于1个鸡蛋蛋白质含量的1/6而已，还不及多吃半口肉。

牛奶脂肪含量高一些，意味着它的风味、口感明显改善。从口味来说，脂肪高一点的奶比较美味，脱脂奶没味道。一杯脱脂奶和全脂奶相比，脂肪含量只减少4克，只相当于1/3汤匙的烹调油，在一天当中来看，起不到明显的瘦身作用。对儿童和年轻人来说，脂肪少50%意义不大，多

吃一口红烧肉就补回来了，味道还寡淡，除非真的需要控制血脂。

盒装奶和袋装奶选购哪个好

购买牛奶时，是买需要存冰箱的软袋奶、屋脊纸盒奶，还是买不用存放冰箱的枕袋奶、方盒装奶呢？这主要是看自己的用途。因为包装不同，杀菌条件不同，保质时间和储藏条件也不同。

一般来说，需要冷藏的巴氏奶更能保持新鲜牛奶的营养和口味品质。薄塑料袋的巴氏奶只能在冷藏条件下保存48小时，而屋脊盒装的巴氏奶可以在冷藏室放7~10天，适合家庭日常饮用。

枕袋奶可以常温存放40天，便于携带，但不便直接饮用，适合在家里没有消毒奶时用来“备荒”， 枕袋装奶、方盒装奶可以常温存放8个月。它的营养素损失最大，但蛋白质和钙仍然非常丰富，饮用和携带最方便，适合在外出的时候饮用。

旅游、观光和参加各种活动，不妨携带一点灭菌奶，在路上随时插管饮用，既能充饥，也能解渴，比甜饮料和饼干之类营养价值高得多。就算营养没有巴氏奶好，至少比甜饮料、白开水强多了。

既然家里有冰箱，既然每周都出去采购两次，如果不是为了出门携带方便，何必要买能放8个月的牛奶呢？从环保角度来说，长时间高温加热的奶耗能更多，而常温奶的纸盒消耗资源也更多，不利于低碳环保。

如果要用来制作各种其他食品，如蛋糕、面食、甜点等，就无所谓哪种包装类型了，各种奶都可以，奶粉也可以。这时候最好买全脂产品，味道更香。

高钙奶里真的含有高钙吗，这些钙人体能充分吸收吗

不一定。奶本身已经含钙相当高，人为再加入钙是一件莫名其妙的

事情，所以国外几乎见不到什么高钙奶。因为中国消费者不懂得牛奶本身富含钙，商家便打出高钙奶的牌子来吸引人们购买。我的学生做过的调查也发现这一点，越是不懂牛奶营养价值的人，越容易受到高钙奶的诱惑。

其实牛奶加钙是一件很难的事情，因为外加钙太多会导致牛奶蛋白质的沉淀，影响口感。因此，加钙的量是很有限的，远不如牛奶里原有的钙那么多。同时，外加的钙不可能是牛奶中原有钙的状态，没有人能证明额外加的钙和牛奶原来的钙能保持一样的吸收率。测定表明某些高钙奶产品的钙含量和普通奶差异非常小。所以，个人建议就买普通牛奶好了。不要被各种概念炒作所诱惑。相信奶牛，要比相信广告靠谱得多。

高铁奶、高锌奶、果蔬奶……哪种奶合算呢

一般来说，推荐消费者买纯的牛奶，什么都不加的那种。因为牛奶只需要起到牛奶的作用就非常好了，不必越俎代庖，试图替代其他食品，在奶里添加其他营养素也未必会改善一日的营养平衡。

如果需要果蔬，我们可以喝纯牛奶，然后自己吃新鲜果蔬，比陪着牛奶高温高压灭菌之后的果蔬奶效果肯定会更好，吃的数量也要多得多。牛奶加果蔬汁的做法很不值得提倡，一方面果蔬奶必然要加进去大量的糖，降低奶的营养价值和健康作用；另一方面果蔬汁不可能加太多，因为多了会影响到质地和口感，倒是香精和增稠剂不能不放。很大程度上，果蔬奶只是个概念，而不是大有实效的营养食品。

奶中大量的钙对于铁、锌的吸收是有抑制作用的。如果需要补铁补锌，直接吃鱼肉海鲜坚果之类就好，何必指望奶里加进去的那一丁点吸收率未必高的铁和锌？假如已经在午餐和晚餐吃了很多鱼肉海鲜坚果等，那么更不需要从早上的奶里面额外补铁补锌了，因为铁吸收过多并不是什么

好事，反而会增加癌症和心脏病的风险。

早餐奶真的可以替代早餐吗

早餐应当是多种食物的合理配合，纯牛奶配上主食，再加上蔬菜或水果，是最为理想的。早上不吃饭，然后喝加了一丁点麦片和大量糖的所谓早餐奶，肯定不是值得推荐的选择。

如果没时间在家吃饭，其实直接喝包纯牛奶，再吃些淀粉类食品或其他快餐就可以了。比如路上吃个鸡蛋煎饼，或者买两个包子，同时喝包牛奶，就挺不错的。如果喝牛奶后肚子没什么不舒服感觉，那么喝杯白开水之后，直接喝袋热牛奶，也能扛两小时不饿。不用怕空腹喝牛奶浪费营养，这是个传说。

只有一种情况下，早餐奶是有价值的——就是那些来不及吃早饭，又不肯在外面买其他东西吃，喝了牛奶又容易腹胀腹泻的人。

对于这类经常来不及吃早饭的人来说，在匆忙上班的路上携带一包早餐奶，随时打开来喝掉，比饿着肚子工作一上午强得多。因为对于他们来说，空腹喝纯牛奶容易引起腹部不适，而不吃东西显然会影响上午的工作效率。尽管早餐奶的营养价值并不那么高，能量和蛋白质供应只有早餐需求的三分之一，但至少比吃饼干、蛋黄派、巧克力、萨其马之类要强。

如果不属于这种情况，就没有必要优先选择早餐奶了。一般来说，加了其他配料的奶制品，都是糖和添加剂的大本营，无非是迎合很多人爱喝甜奶的口味喜好罢了。

舒化奶真的让营养细化更好吸收吗

所谓舒化奶，就是用乳糖酶把牛奶中的乳糖水解成葡萄糖和半乳糖的产品。这个技术早就有，只不过以前不善炒作，市场反应平平，结果销声匿迹而已。换了词汇，说细化大分子营养，立马就有人拥戴。乳糖根本就不是大分子，是典型的小分子。大分子是其中的蛋白质和脂肪，这些在舒化奶当中都是原封不动的。做舒化奶，无非是解决乳糖不耐受者喝了牛奶就腹胀的麻烦，对于那些喝牛奶不腹胀的人来说，营养吸收上没有任何差异。

不过，做广告宣传之类，都是语不惊人死不休的，没有人管是否科学严谨。消费者容易被各种概念所打动，话说得越云遮雾罩往往就越有好效果。

如果平日喝牛奶之后没有不舒服感觉，就不用花高价买这种奶了。如果平日喝奶后肚子的确有点不舒服，可以选择这类产品，而且不用先吃半个馒头、两片面包，就可以直接喝了解饿。

儿童奶真的是最适合儿童喝吗

细细看过儿童奶的配料和营养成分，发现其中的营养成分和纯鲜牛奶差异很小，蛋白质一样高，只是维生素A、D和钙比纯奶稍多一点儿而已。唯一不一样的地方，就是加了点牛磺酸。它是一种非必需氨基酸，对于促进幼小动物营养吸收和生长发育，对于成人抗疲劳防病都有一定益处。不过，它并非十分昂贵，动物内脏、鱼贝类和海藻类都是它的好来源。不少功能饮料中也有这东西。

要不要给孩子选择这种奶，看自己的情况。假如确实收入不错，追求培养精品儿童，愿意买个心理感觉，可以考虑这种产品。如果想节约点，给孩子喝普通纯牛奶，再从其他食物渠道补充牛磺酸，效果也未必有很大差异。

但无论如何，希望家长培养孩子喝没有甜味的奶，有甜味的奶营养价值和保健作用会降低，而且养成了孩子喜欢甜食的口味，不利于一生的健康饮食习惯。

牛奶，真的是价格越贵越好吗

牛奶的品质未必与价格绝对成正比，因为价格的构成当中包含了包装、广告、营销费用和利润等很多方面。一般来说，牛奶的纸盒包装就要好几毛钱，而这些是消费者享受不到的。大量的广告也必须让消费者来埋单。

不过，对于同样类型的巴氏奶来说，不同档次的产品的确质量上会有差异。这种差异主要体现在奶牛的饲养条件、原奶收购、原料运输等过程当中，而不是进了工厂之后的加工技术有什么差异。也就是说，一些高端的巴氏奶在原料品质上有优势，比如说，它们的口感更自然，细菌总数更少，抗生素残留低，没有人工添加成分等。

至于室温下销售的方盒装灭菌奶，高价未必意味着营养质量更好。

有机奶真的比普通奶更营养更保健吗

有机食品需要全程遵守有机生产规程，它的安全性比较高，比如说没有抗生素残留，农药残留很少，不会使用激素，而且对奶牛的饲料质量和饲养环境也有严格的要求。这样的产品对小宝宝的安全是有利的。因为幼儿的肝脏没发育成熟，解毒能力比成年人差，特别是对抗生素会比较敏感。

有机食品生产的成本会高得多，产量却会低很多，价格提高一些是合理的。但有机并不意味着其中的营养素含量必然高出一截，也不意味着风味比其他奶都更加浓厚。因为不能加任何添加剂，所以它的风味是自然的，不会发甜、浓香、黏稠，而是自然的滑爽状态。

如何判别买到的是否为优质奶

很多消费者烦恼的事情是，奶品企业个个都说自己的原料好，是大草原的好牛奶，是真的吗？喝起来有的浓有的稀，有的香有的平淡，能按照这些口感来挑选吗？

若是高手内行，喝了就能大致知道奶的质量。外行就麻烦了，因为消费者大多没有喝过真东西，被铺天盖地的广告概念所迷惑，又被各种添加剂钝化了味蕾，很可能是颠倒黑白的选择方式，让有心要做纯净产品的企业深感无奈。

从个人体验和科学理论来总结，想来想去，大致有以下几点忠告：

1. 不要迷信什么大草原之类的说法，因为中国已经没有多少“风吹草低见牛羊”的大草原了。中国的牛奶，主要是靠农区养的奶牛生产出来的。无论是内蒙还是新疆，都是草原严重退化的地方。所谓鲜花盛开的草原，不是什么好事，而是草场退化的标志，一亩草原所产的奶连小牛都养不活，很多地方不得不限牧甚至禁牧养草。

草原上自由放牧牛所产的牛奶，的确是最好的牛奶，不仅更加安全，也含有更多的保健因子。可惜，真正能养好奶牛的大片草原，要去外国才能看到（我去过一次蒙古国，才知道草原该是什么样子）。中国虽有小片的好草，产不了多少奶，很难把牛奶产品的整体质量提上去，很多牧场靠进口牧草来生产优质奶。

2. 浓的奶未必是好牛奶，而质地均匀却是原料优质的体现。在加工之前，通常会把各处收购的奶混在一起，如果其原料质量良莠不齐，有些甚至细菌超标，蛋白质或脂肪可能因为细菌和酸的作用出现轻微的凝聚现象，奶的质地就不太均匀。新鲜的牛奶应当没有任何沉淀物，也没有任何成团凝聚的蛋白质。经过均质之后，脂肪球小而均匀，又没有过度加热，所以优质消毒牛奶应当是口感滑爽而细腻的。浓淡是可以用增稠剂来调整的，少量凝聚物也可以用增稠剂使其悬浮起来，但毕竟没法达到理想的均匀程度。

3. 浓香的奶也未必是好牛奶。牛奶的风味本身略有一点点反刍动物特有的膻味，同时带有乳香味，而且细节味道与饲料的内容和质量密切相关。如果它带有明显的甜香气，那就有点奇怪了，很可能是加了香精或增香剂。少量的香精并不妨碍健康，但至少心里要清楚，这并不是牛奶的本来面目。如果你为甜香气息而疏远牛奶真实的味道，那就是逼着所有企业都加香精。

有时候，消费者的想法很令人无奈。有位同学的父亲是一位奶牛场场主，按理说，这位同学应当知道什么才叫做真正的牛奶味。但她不肯喝自家产的牛奶，只爱喝某牌子的某种奶。按她的话说：家里的奶味道太平淡啊……人家这个才叫香呢。其实，很多人独爱某个牌子的酸奶、某个牌子的饮料、某个牌子的蛋糕，就是爱其中配合得宜的香精。

4. 奶里面加点这个因子、那个成分，它的安全营养品质未必能有效提高。喝奶就是喝真东西，不是喝那些连加多少量都搞不清楚、有没有效果也搞不清楚的因子们。加果汁也好，加麦片也好，都不是必需的。牛奶蛋白质有遇酸沉淀的习性，多加果汁显然是不靠谱的事情，除非再用添加剂来悬浮。用牛奶的价钱买粗粮汤和增稠剂来喝，也总觉得有点吃亏。喝着纯牛奶，自己再加水果和粗粮，岂不是更天然、更营养、更合算吗？

辨别牛奶质量的小办法：

1. 看口感是否滑爽。略黏稠是不正常的，均匀而滑爽，很容易滑到嗓子里去，才是正常的状态。然后再品味道，牛奶是基本上不甜的，有香气但不可能很浓。如果有浓香，或者发甜，说明添加了香精或增味剂。但如果有轻微的苦味、酸味等，说明原料质量差。

2. 把包装好的牛奶用力摇匀，快速地倒进一个干净透明玻璃杯子里面，停几分钟，然后把它慢慢地倒出来。如果玻璃杯壁会均匀地形成一层较浓的白色挂壁膜，可能有少量气泡，但没有任何团块；用少量清水轻轻一晃，杯壁上的白色均匀地变浅；再涮一次，玻璃杯就恢复透明干净状态，那就是原料比较新鲜的牛奶。这样的奶是在短时间内就送到加工厂，而且加工前细菌总数很低。如果玻璃杯上的奶膜不均匀，甚至有肉眼可见的小团粒、小块，或者用水不能完全涮干净，甚至需要动手去擦洗，那就是奶的新鲜度和原料质量偏低。

3. 把全脂牛奶放在微波炉或锅中加热到烫手但没有煮沸的程度，再倒入透明杯中。如果此时牛奶表面出现一层均匀奶皮，是正常的，而且表明牛奶质量较好，乳脂率高。奶倒出后，少量奶皮粘在杯壁奶平面的水平上，形成完整一圈，也是正常的。但如果此时发现下面的牛奶中有小的凝块或颗粒，或者倒掉牛奶后发现有这种颗粒粘在壁上，就说明蛋白质不均匀，原料奶可能曾有菌数超标等问题。

4. 看包装上的蛋白质和脂肪含量以及乳固体含量。对于牛奶来说，脂肪和蛋白质的含量高，意味着牛奶的品质较好，没有稀释和掺假。蛋白质可以用植物蛋白来凑数，乳脂肪却很难凑数。所以，在我国，价格最贵的牛奶是脂肪含量偏高的牛奶。比较不同消毒牛奶产品，选择蛋白质、脂肪含量较高，而口感却柔滑爽口，不那么黏糊的品种，一般来说就是比较优质的产品。

5. 用牛奶来自己制作酸奶。一般来说，用同样数量的菌种，酸奶凝固越快，说明其中抗生素越少；酸奶凝固比较结实，说明蛋白质含量较高；凝固后用力搅拌几分钟，可以明显变稀恢复液态，说明没有添加增稠剂。

如果搅拌之后还是黏黏糊糊，就说明加了增稠剂。

牛奶要全脂还是脱脂

货架上的牛奶产品品种繁多，除了不同口味的差异，全脂、低脂和脱脂的字样也十分醒目。那么，什么叫做脱脂奶和低脂奶，牛奶中脂肪含量的真相又是什么呢?

所谓脱脂奶，就是经过离心除去牛奶中大部分脂肪成分的产品。纯的全脂牛奶的脂肪含量为3%~4%，市场全脂奶产品脂肪含量通常为3.0%左右，低脂奶（半脱脂奶）为1.0%~1.5%，而脱脂奶只有0.5%。

人们在反感牛奶脂肪的同时，又向往牛奶的香气和浓厚的口感。尽管脱脂、低脂产品受到女士和中老年人的重视，但很多人在却抱怨牛奶味道寡淡，稀薄如水。“浓厚”或“精品”受到孩子和青年的追捧，却全然不知那美味来自增加的脂肪含量。

其实，低脂不美味，美味必高脂。这是因为，牛奶的香气物质都在乳脂部分。脱了脂的牛奶，必然会缺乏柔滑浓郁的口感和美好的香气，喝起来几乎没有什么享受感。而那些所谓的精品奶、极品奶，其脂肪含量都高于3.0%，通常在3.3%~3.6%之间，因为只有这样牛奶才会香浓可口。

不过，乳脂不仅带来美好的香气和口感。奶中的维生素A、D、E、K都存在于脂肪当中。我国居民普遍缺乏维生素A，而强化维生素A、D的全脂奶是维生素A最廉价最方便的来源之一。如果喝脱脂奶，则会减少这些维生素的供应，需要从其他食物中加以补充。

此外，乳脂肪中还有共轭亚油酸(CLA)、酪酸、神经鞘磷脂等保健和抗癌成分。特别是CLA，对十几种癌细胞都有抑制作用。近年来的研究证明，多喝全脂奶的人不容易得癌症。一些研究认为，乳制品中的维生素D也是降低多种癌症风险的因素，对于结肠癌、乳腺癌等常见癌症都有预防作用。

还有研究证实，脱脂奶并不能很好地促进体重下降，而食用全脂奶却与较低的体重相关联。其原因不明，但推测可能与其中的CLA有关，因为CLA可以减少身体中的脂肪比例，而帮助维持肌肉比例。

哈佛大学的一项研究认为，经常喝脱脂奶的女性中，难以受孕的比例比不喝奶的人增大85%；而规律饮用全脂牛奶的女性，出现排卵问题的风险却会比不饮奶的女性低27%。

总的来说，如果每天只喝一杯牛奶或酸奶，健康成人、青少年和儿童并不需要选择脱脂产品，直接喝全脂产品即可，美味又营养。对于中老年人来说，可考虑选择强化维生素AD的低脂产品。

酸奶可不是有酸味的奶

如果只是想得到大量乳酸菌，用来改善肠道菌群，可以购买质量可靠的活乳酸菌饮料。但如果想补充营养，酸奶所含的蛋白质、维生素和矿物质更高。

酸奶是用牛奶加菌种（发酵剂）来制作的，或者也可以用奶粉加水再加菌种来制作。所以它保存了牛奶当中的所有营养成分。可以这么说，如果不喝牛奶，只喝酸奶，没有什么好遗憾的。因为牛奶里有的营养素，酸奶里都有；而酸奶的好处，牛奶倒不一定有。

乳酸菌把牛奶中的乳糖转变成乳酸，使它产生有点刺激的酸味。为了让人们口味上容易接受，要加入7%的糖来调和，才能得到酸甜适口的味道。无糖酸奶里面不加糖，但要加入甜味剂来替代。

按照欧洲的要求，出厂时每毫升酸奶中要含有1000万个以上活乳酸菌，我国则要求100万个以上活乳酸菌。乳酸菌是有益于人体健康的菌，它们让牛奶中的蛋白质更易消化，还能让酸奶不像牛奶那样喝了容易腹胀。此外，酸奶还有帮助消化吸收、预防肠道感染的作用。

然而，超市冷柜中，酸奶及相似产品品种繁多。除了酸奶外还有“酸酪乳”、“乳酸菌奶”和“酸乳饮料”等眼花缭乱的名称，消费者常会感觉困惑不已。

挑酸奶时要注意以下几个要点：

确定买什么类型的产品

首先要搞清楚，您要的是酸奶，还是酸甜味的含乳饮料呢?

只要看到酸奶产品包装上注明蛋白质含量≥2.3%，内容物黏稠或冻状，就可以基本断定它属于酸奶。如果蛋白质含量≥1.0%，就是乳饮料，这类产品是牛奶加水、糖、香精、酸味剂或发酵剂制成的，不能叫做酸奶。

市面上的大部分乳饮料是室温下销售的产品，它们不仅起不到酸奶的营养作用，也不含有活乳酸菌，没有保健价值。即便加入了少量维生素、钙等矿物质，乳饮料也远不及纯酸奶的营养价值高。

如果只是想得到大量乳酸菌，用来改善肠道菌群，可以购买质量可靠的活乳酸菌饮料。但如果想补充营养，酸奶所含的蛋白质、维生素和矿物质更高。

不同人群选择不同酸奶产品

酸奶是一种非常容易消化的食品，营养价值和保健功效高，除了极少数对牛奶蛋白过敏的人，从1岁以上幼儿到老年人都可以食用。因为牛奶中的乳糖被发酵成乳酸，有乳糖不耐受症的人喝酸奶，也不会出现腹胀、腹泻的症状。

酸奶的含脂量高则饱腹感强、风味滋美。由于优质酸奶本身有帮助控制血胆固醇的作用，因此对于儿童少年和青年人来说，只要没有肥胖症，无须顾忌其脂肪含量。高血脂的中老年人可以选择低脂酸奶。牛奶的香味美感全在脂肪里面，牛奶中的抗癌物质和维生素A、D也都在乳脂当中，所以喝脱脂酸奶未必更健康。除非有医嘱，对于健康人来说，假如每天只喝一小杯酸奶，建议选全脂。

酸奶是一种低血糖反应食品，即便加糖的酸奶，血糖升高也比较缓慢，无糖产品更慢。因此糖尿病人也可食用酸奶，选择无糖酸奶最为放心。

优先选纯的酸奶产品

有人以为果粒酸奶综合了酸奶和水果的营养价值，肯定更加保健。其实，少量的果粒起不到多少营养作用，也很难提供浓郁的香味。这类产品对消费者主要的吸引力，是来自于其中的香精。想一想，放了半个月的几粒水果，真的能够发出那么浓的香气吗？如果真喜欢酸奶加水果的营养，不如买来纯酸奶，自己准备新鲜水果，混在里面一起吃，营养价值要高得多。

3岁以下幼儿宜选择纯酸奶，不要选加果粒、果汁的产品。因为凡加果汁的几乎都有香精，加果粒则有呛入气管的危险。幼儿吞咽功能没有发育成熟，所以父母必须小心喝进去的酸奶中是否有东西可能呛着孩子。同时，因为幼儿解毒能力远不及成年人，什么添加剂都没有的产品才是最佳选择，香精也不行。

尽量选新出厂的酸奶

如果放在4℃下，酸奶的保质期是21天左右。这是因为乳酸菌和乳酸都有抑制杂菌的作用，所以酸奶比巴氏奶保存期长。

不过，即便在冰箱里冷藏，放久了之后，乳酸菌还是会逐渐地死去。10天之后，乳酸菌的总数就会下降一个数量级。酸奶的很多保健作用都是

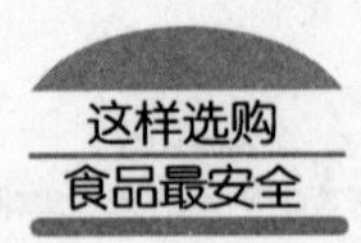

活乳酸菌带来的，所以久放的酸奶虽然营养价值没有改变，但酸奶的保健作用就会打折扣。

所以，购买酸奶时要看看酸奶的出厂日期，应当尽量选择1周内出厂的酸奶。超过保质期的酸奶如果风味状态均无改变，可以尝试少量食用。时间长了之后，乳酸菌可能产酸过多，风味变得尖锐过酸，但仍然是安全可食的。如果有酒味，或有霉味，说明其中污染了杂菌，就一定不要喝了。

选择含保健菌的酸奶

买酸奶时，还应当注意看一看酸奶包装上有没有特殊保健菌种的说明。有些酸奶中加入了“嗜酸乳杆菌”（A）或者“双歧杆菌”（B），甚至一些世界知名的保健菌种。这些酸奶一般都具有更强的保健作用，对于调整肠胃功能、促进消化、减轻肠道感染、降低血胆固醇等，都有更好的作用。

最后说说奶酪。奶酪是牛奶加凝乳酶形成凝块，流掉乳清，再加盐腌渍，再经过发酵制成的。它有软硬之分，越硬的奶酪，含水分越低，差不多要10公斤牛奶才出1公斤奶酪。它浓缩了牛奶中的蛋白质，B族维生素和钙含量特别高，但饱和脂肪和胆固醇也相当高。成长中的孩子适合吃奶酪，特别是早餐。中老年人应当少吃奶酪。

一定要注意，那些加糖、加淀粉的品种，是不能叫做奶酪的。目前超市冷柜中摆放的奶酪都是真正的奶酪，只要按照口味来选择就可以了。买回家之后也要冷藏，可以存放1个月以上。

酸奶是稀的好还是稠的好

买酸奶的时候，总会发现有些酸奶特别黏稠，有些却相对稀一些。前来购买的消费者呢，也有两种态度：一种说，越浓稠越好，肯定是其中蛋白质多，物有所值；另一些人则说，稀点儿好。浓稠那种肯定是加了增稠剂啦。到底酸奶是稀好还是稠好呢？首先要区分两种情况。

第一种情况，就是自己在家做酸奶。

在家自制酸奶时，发酵到牛奶凝成冻的程度，就可以了。这时候，看牛奶凝固的时间是长还是短，凝冻是浓还是稀，就是鉴别牛奶品质的试金石啦。

在两个瓶子当中，同样放进去0.5公斤不同来源的牛奶，同样加一勺菌种（买来的较新酸奶），放在42℃下保温。然后会发生什么呢？

哪个瓶子里面牛奶先变成固态的冻状，也就是说凝乳比较快，就说明乳酸菌长得比较快。乳酸菌长得快，说明牛奶里面抗生素少。这是因为，乳酸菌非常害怕抗生素，只要里面有残留，它长得就慢。能够凝乳也证明，奶里面的蛋白质含量能达标。如果里面加了很多三聚氰胺来凑蛋白质的数，无论加多少菌种，奶都没法凝固成酸奶的样子——凝固的冻是大分子蛋白质才能形成的，用三聚氰胺和尿素掺假，或者加了太多的水，都不能形成凝乳状酸奶。

把凝固好的酸奶拿出来比较一下，看看哪个比较浓呢？一般来说，奶里面的蛋白质含量越高，产生的凝冻也就越浓厚。蛋白质太少，冻就比较脆弱。另一方面，通过凝冻状态，还能看出来牛奶原料里的细菌是不是太多。如果原料奶里面曾经微生物超标，细菌分泌的蛋白酶就会把一小部分牛奶蛋白质水解掉，让它的分子变小。可是，形成凝冻的条件，是蛋白质的分子量足够大。分子越大越完整，形成的冻就越牢固，看起来也就比较浓稠。所以说，如果一种牛奶做成酸奶凝冻之后，质地特别稠，那一定是它蛋白质含量令人满意，而且原料新鲜，细菌污染很少。

总之，凝冻又快，凝固得又浓稠牢固，这说明肯定是用安全性高营养价值好的优质牛奶做的。大家不妨用这个方法来检验一下各种牛奶产品，一比就能比出来差异。

第二种情况，就是在工厂里做市售酸奶。

工厂里做酸奶，自然比自己在家做酸奶更有技术含量，其中完全可以添加各种增稠剂，凝乳的时间长短你也不知道，所以我们很难用黏稠来判断酸奶的质量。

另外还有一个因素需要考虑，那就是酸奶有两种产品：凝固型和搅拌型。凝固型就是凝固之后原样出售，通常用于家庭制作，或者小规模制作。北京居民传统吃的瓷瓶装酸奶就是这一类。不过它需要分装之后发酵，运输比较麻烦，而且不好加进去其他东西。大规模制作通常是搅拌型酸奶，也就是说，把酸奶的凝冻再搅碎，让它变成一种半流动的状态，然后再加果汁、水果之类配料就很方便了。这样就可以先在大罐里面发酵，然后分装到小杯里。只要加点增稠剂，运输的时候也很方便，不怕摇晃和倾倒。这样一搅拌，再添加其他配料，就更没法判断原料的质量了。

不过，有一点可以肯定：能做出酸奶来的牛奶，质量都不算太差，至少会比做早餐奶、果汁奶、咖啡奶、麦芽奶之类的奶原料好得多，吃起来还是比较放心的。质量太差的奶，很难做出合格的酸奶来。

那么怎样知道酸奶里加了增稠剂呢?

酸奶的包装标签上通常都会写上添加了那些增稠剂。增稠剂虽然属于食品添加剂，但它们并不是什么坏东西。最早使用明胶，就是肉皮冻里面那种能成冻的蛋白质。现在用的一般是改性淀粉、改性纤维素和植物胶，比如果胶、卡拉胶之类，无毒无害，属于可溶性膳食纤维。

判断是否加了增稠剂很简单。如果浓稠的酸奶在用力搅拌、震荡之后，变成类似牛奶的液态，放半小时不能恢复原来的黏稠状态，就是没加增稠剂；如果震荡搅拌之后还是很黏稠，肯定是加了。如果变稀之后慢慢又恢复冻状，也是加了增稠剂。

所谓的“老酸奶”是添加增稠剂的一个成功典范。它利用多种植物胶和牛奶之间的相互作用，使酸奶形成柔软的凝胶状态，无论怎么震荡都不会变成液态，运输和销售非常方便，口感也非常好。

冰激凌的美好口感

很多人想不到，按照国家标准，冰激凌算是一种乳制品，也被划分为冷冻饮品。它的主要原料是水、乳、蛋、甜味料、油脂和其他食品添加剂，包括香料、稳定剂、乳化剂、着色剂等。其中的“乳”可以是鲜奶、奶粉、炼乳、稀奶油和乳清粉等；其中的“蛋”可以是鲜蛋、冰蛋黄、蛋黄粉和全蛋粉。

冰激凌的美好口感主要来自其中的蛋白质和磷脂；香气主要来自乳脂肪；甜味来自于添加的糖；果味、香草味等来自于香精；而各种美丽的颜色都来自于色素。

按照配料比例不同，冰激凌分为乳冰激凌(milk ice cream)和乳冰(milk ice)两类。

乳冰激凌是高档的冰激凌，乳脂肪不低于6%，总固形物不低于30%。其中含脂肪最多的是“高级奶油冰激凌”，其次是“奶油冰激凌”，然后是“牛奶冰激凌”。总的来说，含奶油越多，冰激凌就越高档、越美味。乳冰当中的脂肪就要少一些了，仅有3%甚至更低，和普通牛奶相当。

各种冰激凌的糖分都差不多，平均是15%，在12%~18%之间。也就是说，冰激凌的含糖量比甜饮料还要高——这是它被人说成“低营养价值食品”的第一个理由。

不过，冰激凌还有第二个营养上的麻烦，那就是胆固醇的问题。

蛋黄脂肪和乳脂肪为它带来了胆固醇和部分饱和脂肪。蛋黄当中的脂肪以单不饱和脂肪酸为主，超过50%，对健康并无不利影响。牛奶中的脂肪则以饱和脂肪为主。两者都含有胆固醇，特别是鸡蛋中含量较高。但由于鸡蛋富含卵磷脂，在一定程度上减轻了人们对胆固醇的担心。

第三个营养上的麻烦，近年来在国外呼声较高——冰激凌可能是反式脂肪酸的来源。这是因为，为了让冰激凌更为可口，同时降低成本，目前很多产品中添加“部分氢化植物油”，也就是所谓的“植物奶油”一类原料，用它来替代真的奶油。氢化植物油当中含有比饱和脂肪更坏的“反式脂肪酸”，对心脏非常不利，而且近年来发现它诱发肥胖、糖尿病的作用也很强，还会影响儿童的正常生长发育。

此外，冰激凌中香精和色素是不可避免的，各种美妙的品种名称，大多无非是用不同的香精和色素进行组合而已。2岁以内幼儿食用时，父母应当慎重考虑。

不过，冰激凌当中也有些意外的保健成分。

一是其中维生素含量其实不少，特别是维生素B_2、维生素B_6、维生素A和维生素D。此外还含有少量的维生素E、维生素K、维生素B_1和叶酸等。

二是冰激凌居然可以帮助补钙。比如说，100克最普通的香草冰激凌当中含有128毫克钙，这个水平比纯牛奶还要高一点儿。此外，其中的钾和磷也不少，还含有锌、铜、硒等微量元素。

最后一个优点就是其中的蛋白质了。优质冰激凌的蛋白质含量，相当于市面上“高蛋白牛奶”一类产品的水平，比酸奶还要高。儿童夏天将冰激凌作为零食，比吃冰棒、甜饮料、甜饼干、薯片之类能得到更多的营养成分。

这么说，除了酸奶之外，冰激凌可以说是营养价值高的冷饮，因为乳和蛋的营养价值都相当高，而它们就是冰激凌的主要原料。

此外，冰激凌中还含有少量稳定剂。为了提高冰激凌的黏度和膨胀率，改善质地，减小冷冻中冰晶的体积，延缓融化速度，常常需要加入一些增稠物质，常用的有明胶、海藻酸钠、琼脂、羧甲基纤维素钠、果胶、黄原胶、卡拉胶、角豆胶或这些成分的复配物。除了明胶之外，它们大部分都能促进胆固醇排出体外，并延缓血糖的上升速度。为了改善冰激凌的状态，还经常添加一些乳化剂，安全性都比较高。

选购冰激凌的要点是：

远离氢化植物油

特别值得注意的是，要在包装上认真辨认“部分氢化植物油”、“植物奶油”、“精炼植物油”、“固态植物油”之类原料，它们意味着产品中含有反式脂肪酸。哪怕一些人们公认的大品牌，也很可能含有这种成分。消费者务必要睁大眼睛，在蝇头小字的产品配料表中仔细查看。

如果确实有这些原料，那么除了这份冰激凌之外，一日之内，其他可能含有氢化植物油的产品，如曲奇、华夫饼干、派、起酥面包、欧式蛋糕、奶茶、咖啡伴侣之类，最好不要再碰。

控制总量，不要天天吃

吃100克的香草冰激凌，可摄入糖分23克、脂肪11克。如果只吃1份，尚在健康饮食范围之内，不至于引起太大麻烦。但要注意的是，如果吃了这份冰激凌，其他的甜饮料和甜点心可就要少喝少吃了，否则容易发胖。

从这个角度来说，那些昂贵的高档冰激凌，虽然脂肪和胆固醇含量确实高一些，却是用天然奶油制作，避免了氢化植物油的危害。少吃几次，偶尔享用，倒不用太过于担心。

给儿童吃要注意方式

因为冰激凌含有多种添加剂，2岁以内儿童不宜吃。在孩子消化不良、有感染性疾病的时候，都不宜食用冰激凌。饭前不宜吃，以免影响食欲；吃了大量油腻食物之后也不宜吃，避免影响消化。冰激凌可以作为两餐之间的加餐零食。

第五章

让美味真正带来健康——肉、蛋、水产类

对食物来说，没有哪一种食物一无是处。吃了之后对健康是有益还是有害，要看体质是否合适，吃的量是否合理。

同时，在选购的时候，为了兼顾安全性，一定要购买正规渠道的经过检验的肉类产品，最好能选择有机、绿色食品认证肉类产品的肝脏。

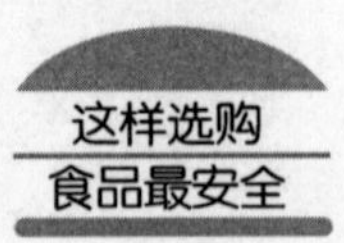

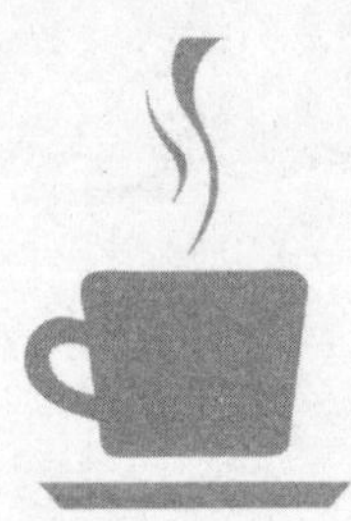

买蛋类要“鸡蛋里面挑骨头”

如今食品极大丰富，连蛋这样简单的食品也变得很复杂：有鸡场蛋（洋鸡蛋），也有柴鸡蛋（土鸡蛋、笨鸡蛋）；有无公害认证、绿色食品认证、有机认证的鸡蛋；有低胆固醇鸡蛋、高碘鸡蛋、高硒鸡蛋等，还有饲料中加了桑叶或其他药材的鸡蛋，有乌鸡、黑乌鸡等特殊鸡种的蛋。

挑鸡蛋时可能有很多的问题，下面就一一进行讨论。

怎样知道买的是新鲜鸡蛋

如果买的是品牌鸡蛋，那就比较好办，看看盒子上的生产日期就好了。其实这个日期是装盒日期，不是下蛋日期，不过毫无疑问是越近越好。品牌鸡蛋的表层通常经过清洁处理、杀菌处理，甚至涂上一层膜避免再次污染，所以看蛋壳的状态不能区分新鲜与否。

如果是没有日期的散装鸡蛋，就要自己判别新鲜度。第一，新鲜蛋表面上有雾一样的薄层，叫做蛋壳膜，是不光滑的。蛋壳太光滑的蛋不新鲜。第二，新鲜蛋同样大小时手感比较沉，因为水分没有蒸发，气室比较小。照一照光，能看到蛋的一端气室的大小，气室小的比较新鲜。第三，如果打开来看，新鲜的鸡蛋的摊开面积小，呈圆形，蛋黄在正中间，向上鼓着。如果仔细看，蛋黄的两边还有细细的螺旋形白色带子拴着。第四，如果煮熟了，新鲜的鸡蛋不容易剥壳，蛋白可以剥出三层来。如果从来没有见过蛋黄两边的带子，那么很可惜，您恐怕很少买到新鲜鸡蛋。如果蛋黄跑到边上，就更不新鲜了。

蛋壳是什么颜色，蛋壳上有没有污物，有没有血渍等，都不能作为判断新鲜度的指标。只不过，蛋壳颜色越深，意味着蛋壳越厚，储藏中的耐储性相对会比浅色蛋壳的鸡蛋好一些。

大包装还是小包装

现在超市很多鸡蛋包装很大，比如60枚装，但也有4枚、8枚、12枚装。完整的鸡蛋通常在室温下可以保存一个月左右，但会不断失水“减量”，而鸡蛋的口感和品质也会打折扣。这样算来，买大包装蛋放2个月并不合算。

鸡蛋谁都不会一天吃三五个，通常每天吃一个，所以如果家庭人口不多，建议买包装比较小的鸡蛋，8~12个的包装比较合适。不妨经常品尝不同类型的鸡蛋，先买小包装的试试，找到自己最喜欢的产品。

买来之后的鸡蛋如果几天内吃不完，最好放在冰箱当中，并避免受潮。一旦有裂缝就必须当天吃掉。

柴鸡蛋一定营养更好吗

鸡场所养蛋鸡吃的是科学配方的饲料，但是“口味”比较单调，所以下出来的蛋也不太香。自由取食的散养鸡可以吃到青草、小虫、谷粒、草子等天然“风味食品”，蛋中产生的风味物质自然比较丰富。所以要想好吃，还是吃散养鸡的蛋。

从营养价值来说，散养蛋与笼养蛋相比，脂肪含量约高1%，蛋白质含量一样。不过，其中的磷脂含量和ω-3不饱和脂肪酸高一些，蛋黄中的叶黄素含量比较高，保健作用好一些。如果柴鸡蛋是散养鸡下的蛋，那么也会好一些。如果是笼养鸡，吃主人投给的配制饲料，那么下的蛋和鸡场蛋差异不大。

若比较鸡蛋中的铁、钙、镁、硒和维生素含量，鸡场蛋略高于柴鸡蛋。可能是由于配方饲料当中所提供的维生素和矿物质更充足的缘故。所以，从营养价值来说，两者各有利弊，难分高下。具体哪个好，要看它们吃的是什么饲料，而不能以柴鸡蛋还是鸡场蛋来区分。

什么样的鸡蛋更安全

从安全性来说，购买有机认证和绿色食品认证的鸡蛋是最安全的。

鸡蛋虽然营养丰富，但其中也容易富集污染物质，例如二噁英、多氯联苯、有机氯农药等。鸡蛋的安全性，首先来自环境的安全性。如果农村自然环境好，附近没有污染源，也不乱撒农药，那么农民养的柴鸡蛋比较安全。

问题是，目前很多农村也存在环境污染问题，周围的小企业排放废气废水，“溜达鸡”一样有可能吃到含有农药、除草剂等污染成分的谷粒、草籽等，未见得比鸡场蛋更加安全。台湾某大学曾做过测定，发现土鸡蛋中的二噁英含量是非土鸡蛋的5倍，说明好吃的土鸡蛋不一定安全性更高。

总之，鸡蛋的安全性取决于它的饲养环境和饲料内容。如果土鸡蛋的生活环境没有农药、除草剂，也没有工业污染和生活污染，饲料中污染小，那么它是安全的，否则就不一定。有机、绿色认证的鸡蛋的生产环境比较有保障，如果饲料质量能够保证的话，相对于普通鸡蛋来说污染危险比较小。

鸡的产道也是它的排泄道，所以鸡蛋表面并不干净，有沙门氏菌污染的问题。散养鸡蛋表面会更脏一点。为了解决这个问题，有些鸡蛋产品经过了特殊表面杀菌处理，使消费者多了一层安全保证。

总体来说，如果愿意承受稍高一点的价格，选择经过认证的品牌蛋是比较安全的。

要不要买特种鸡蛋

蛋中的成分，受到饲料因素影响较大。通过改进饲料的配方，可以有效降低其中的胆固醇。例如，饲料中增加膳食纤维，增加某些中药材，增加铜、钾、钙等矿物质，都能减少蛋黄中的胆固醇含量。但是，近年来的研究证实，少吃鸡蛋并不能降低心脏病的危险，对绝大多数人来说，每天吃一个鸡蛋也不会升高胆固醇。所以，不必刻意追求低胆固醇鸡蛋。相比而言，多吃富含纤维的食品，促进胆固醇排出，对预防心脏病更有帮助。

至于高硒、高碘、高钙、高锌的鸡蛋，意义不是非常大，完全可以从其他食物中轻松获得这些营养成分，不用靠一个小小的鸡蛋。

目前市场上销售的桑叶鸡蛋等特种鸡蛋，营养成分略有一点调整，总体而言差异不是非常大。它在风味上略有优势，而且由于桑叶本身富含纤维和叶绿素，有利于降低鸡蛋中的污染水平。

蛋的品质和饲料有关吗

不同品种的鸟类所下的蛋营养价值略有差异，比如乌鸡蛋能量略低，脂肪略少。鸵鸟蛋和鸭蛋最富含胆固醇，而鹌鹑蛋的胆固醇含量最低。总体而言，对同一种鸟类来说，蛋的主要成分差异不大。

饲料和饲养方法对蛋的一些微量成分可能产生影响，比如胆固醇含量、ω-3脂肪酸含量、微量元素含量、某些维生素含量等。

比如说，即便都是鸡蛋，一个蛋黄的胆固醇含量可以高达300多毫克，也可以低到不足100毫克。比如说，在饲料中添加某些中药，或者增加膳食纤维，会降低蛋黄中的胆固醇；如果增加植物固醇类，或者增加钙、钾、铜、铬等矿物质元素，也会降低蛋黄中的胆固醇。所谓“柴鸡蛋”的胆固醇含量不一，因为饲料不同，鸡的运动量也不同。真正能够到处飞跑的散养鸡，胆固醇含量低于普通笼养鸡蛋，正如经常运动的人胆固醇不容易升高一样。

测定发现，如果在饲料里加3%的鱼油来喂鸡，那么鸡蛋中的ω-3脂肪酸含量会大幅度上升，蛋黄中的DHA含量可高达4%，超过海鱼的水平；如果在饲料里添加12%的豆油，那么DHA含量只有0.5%，ω-6脂肪酸的比例扶摇直上。假如在饲料中添加10%的可可脂，DHA就会变成零，饱和脂肪酸含量能达到猪油的水平。可见，不仅人吃的东西影响血脂比例，动物也是一样的。

不过，这些差异消费者很难用肉眼看出来，而且因为一个鸡蛋重量有限，对一日营养供应的影响也是很有限的。

蛋黄颜色和营养价值有关吗

人们都喜欢颜色漂亮的深黄色、甚至橙黄色的蛋黄。它是营养价值和保健作用的指示吗？

说到这里，有些人条件反射般地想起鸭蛋的苏丹红事件。通过这件事情，人们明白禽类有个特点，它们很喜欢把色素送到蛋黄里面。不过，在自然条件下，禽类们不可能吃到苏丹红，它们愿意送给后代的，一定是有益下一代健康的成分。

蛋黄的黄色，一方面来自于维生素B_2，学名叫做核黄素，一听就知道颜色是黄色的。另一方面，来自于饲料里面的叶黄素和玉米黄素。研究发现，饲喂高维生素的饲料，特别是维生素B_2等，能有效提高蛋黄中的维生素含量。饲喂含有天然黄色素的饲料，比如富含叶黄素和胡萝卜素的青菜叶，以及含有玉米黄素的玉米，都能让蛋黄颜色变得漂亮。实际上，国内外都有专门让蛋黄颜色漂亮的饲料添加剂，属于胡萝卜素类似物，是无毒的，但没有天然色素的保健作用。

由于这些天然色素都有营养和保健价值，所以如果没有人故意给蛋黄染色的话，颜色越深的蛋黄越有利于健康。这些色素对人的好处，在蔬菜水果部分已经介绍过了。

蛋黄的保健成分知多少

或许是因为蛋黄中胆固醇的名声太响，经常见到很多人吃鸡蛋的时候把蛋黄扔掉，只吃蛋白。这种做法，一言以蔽之，可以说是暴殄天物。

20世纪以来，美国营养学家已经给鸡蛋平反，因为研究发现不吃鸡蛋并不能降低心脏病的危险，健康人每天吃一个鸡蛋也不会升高血胆固醇水平。近年来，国内各种健康报刊都反复宣传鸡蛋对人体健康的益处，然而还是很难抵消人们长期以来对蛋黄的偏见和恶感。其实扔掉蛋黄的理由只有一个：其中胆固醇太高。那么蛋黄有什么好处呢？几乎没几个人能说得出来。难道说，在人们眼中，那能够孕育小鸡生命的蛋黄，就那样的一无是处吗？

事实是，鸡蛋中的保健成分大多存在于蛋黄当中。蛋清中只有88%的水分、钾和比较纯的蛋白质。几乎所有维生素和微量元素，以及磷脂、胆碱、甜菜碱、叶黄素、ω-3脂肪酸之类保健成分都在蛋黄里。吃鸡蛋而不吃蛋黄，就失去了吃鸡蛋的保健意义，还不如吃块豆腐了事。

据波兰科学家测定，各种禽蛋，包括鸡蛋、鸭蛋、鸵鸟蛋、火鸡蛋、鹌鹑蛋等，其蛋黄的脂肪酸比例总体上都非常相似。其中饱和脂肪酸仅占28%～30%，单不饱和脂肪酸占46%～47%，其他部分是多不饱和脂肪酸，占23%～26%。也就是说，鸡蛋的脂肪酸构成相当合理，与花生油比较接近，而其中对心血管最有利的单不饱和脂肪酸含量还略高于花生油，比大豆油、葵花籽油、玉米胚油等都高得多。所以说，蛋类的脂肪是真正的好脂肪，如果把蛋黄的脂肪想成猪油、牛油的脂肪，那可真是太委屈它们啦。

蛋黄脂肪的一大亮点，就是其中的磷脂了。蛋黄中的磷脂约占总脂肪的1/3，其中70%以上是卵磷脂，还有脑磷脂、溶血磷脂和少量的神经鞘磷脂等。鸡蛋所谓“补脑”的效果，在很大程度上来自于这些磷脂类物质。磷脂类对血脂代谢的好处，也早就被人们所熟知了。

而且，最令人欣喜的是，无论用什么烹调方法，蛋黄中的保健成分都变化甚小。以前广为流传的所谓鸡蛋不同烹调方法营养吸收率的说法，主要是针对蛋白质的消化率而言，却没有提供其中微量营养素和保健成分保存率的信息。正由于鸡蛋黄居于中央，在烹调时和氧气接触较少，也并不直接受到高温，故而其中的营养成分得以基本保存。例如，煮蛋时，维生素A和玉米黄素几乎没有损失，维生素B_2和B_6损失不足15%。

鸡蛋黄里这些成分，与其说是增加心脏病的危险，不如说是降低心脏病和多种老年性疾病的风险。其中的叶酸、维生素B_6和维生素B_{12}共同作用，再加上甜菜碱，是最有利于降低同半胱氨酸水平的组合。其中的叶黄素和玉米黄素，加上胆碱和卵磷脂，都有利于降低心脏病的危险。而维生素A、维生素B_2、叶黄素和玉米黄素，都有利于延缓眼睛的衰老。

个人推荐，每周只有3~4天吃鱼肉，其余的日子，用鸡蛋、豆制品和坚果配合主食来提供蛋白质。比如说，在午餐当中吃200克焯拌的绿叶菜，一个鸡蛋，加上含50克豆腐干的炒蔬菜，一碗含粗粮或豆类的饭，可以提供27克蛋白质、约350毫克的钙，还有极多的卵磷脂、叶黄素、维生素B_2、维生素A等保健成分。这样的饮食，对降低心脏病的风险，对视力的保护，对健骨和美容的好处，与快餐店里的红烧牛肉套餐、糖醋排骨套餐相比，那可真是强得太多了。

红肉、白肉哪个营养价值高

高血压患者特别需要控制红肉的数量，因为即便是脂肪含量不高的红肉，多吃也不利于控制血压。

很多人都听说，肉分为红肉和白肉，还有一句顺口溜：“两条腿的不如四条腿的。”所谓红肉，就是畜类的肉，它的瘦肉是红色的，包括牛肉、羊肉、猪肉、驴肉等，这些动物都是四条腿。白肉就是禽类的肉，包括鸡肉、鸭肉、鹅肉、鹌鹑肉、火鸡肉等，这些动物都是两条腿。

凡是肉类，都是优质蛋白的来源。其中的红色来自于“血红素铁”，是最容易被人体吸收的铁元素来源。植物食品中的那些铁，和血红素铁相比，吸收率要低很多。传统医学常说“血肉有情之物”具有滋补作用，主要原因就是肉类的蛋白质质量好，血红素铁容易吸收，此外其他微量元素如锌、铜、硒、碘等也比较丰富，而且容易吸收利用。对贫血缺锌的人来说，吃红肉对身体有强壮作用。

那么，为什么说红肉不如白肉？主要是指其中的脂肪成分不一样。红肉的脂肪中，饱和脂肪酸比例很高，多不饱和脂肪酸含量特别低；而白肉多不饱和脂肪酸就多一些，饱和脂肪酸少一些。这种食物脂肪酸的差异，可能会影响人体的血脂水平。欧美国家摄入的红肉多，所以他们很担心过多的饱和脂肪酸会增加心脏病的危险，而劝国民少吃一些牛羊肉和猪肉。

有调查发现，膳食当中血红素铁的水平越高，患上心脑血管病的危险就越大。也就是说，与吃鸡鸭鹅肉相比，吃猪牛羊肉不利于预防心脑血管疾病。高血压患者特别需要控制红肉的数量，因为即便是脂肪含量不高的红肉，多吃也不利于控制血压。

可见，所谓“四条腿不如两条腿”的说法，主要是针对预防心脑血管病来说的。那么，是不是什么人都不适合吃红肉呢？并非如此。贫血、缺锌、怕冷、低血压、瘦弱的人，适合多吃一些富含血红素铁的红肉。这些人血脂不高，血压不高甚至过低，没有心脑血管病的危险。他们需要增加微量元素，补充蛋白质，以提高自己身体的活力。这两种说法并不矛盾，同一种食品对不同体质的人，的确会有不同的效果。

需要提醒的是，所谓红肉，是说生鲜状态下呈现红色，并不意味着烹调之后是红色。富含血红素铁的红肉烹调之后会变成褐色。原来的红色越深，煮熟之后的褐色也越深，这是因为其中的血红素铁受到氧化变成高铁血红素铁的缘故。那些颜色本来比较浅的鸡肉鸭肉，煮熟后是灰白色的。

那么，为什么很多熟肉制品都是粉红色的呢？后面再详细说其缘由。

选购鲜肉有讲究

如果把僵硬的肉在0℃以上存几天，肉会慢慢恢复柔软。在这个过程中，肉里面的微量葡萄糖分解成乳酸，蛋白质轻微分解使肌肉嫩化，还会产生大量有鲜味的氨基酸和核苷酸类物质。

现在很多超市的肉都有了品牌，大部分都是“排酸肉”，而且都按照部位切割好。选择的时候以下问题比较常见：

要不要购买排酸肉

“排酸肉”也叫做排酸冷藏肉或排酸冷却肉，是高品质的鲜肉产品。这种肉煮后柔嫩多汁，肉汤清亮，滋味鲜美可口，是过去那种普通鲜肉不可比拟的。原来，动物宰杀后，开始的肉是柔软的，称为“热鲜肉”；几小时内，肉会逐渐变得僵硬，并持续1～3天时间。这时候，由于强烈的肌肉收缩，肉的口感最差。因此，热鲜肉煮后汤汁混浊，味道不美，肉质也比较硬。如果把热鲜肉冻起来，会发生更强烈的肌肉收缩，口感更粗硬。因此冻肉最不好吃。

如果把僵硬的肉在0℃以上存几天，肉会慢慢恢复柔软。在这个过程中，肉里面的微量葡萄糖分解成乳酸，蛋白质轻微分解使肌肉嫩化，还会产生大量有鲜味的氨基酸和核苷酸类物质。经历这样一个“后熟”过程之后，才变成美味的排酸肉。当然，要生产这种肉，必须严格保证卫生条件，保证低温抑菌，全程冷链储藏运输，销售也是在冷柜中进行的。

需要注意的是，排酸肉买回家之后，不要冷冻，而要放在0℃到-1℃的保鲜盒里，可存1～2天。冻肉虽然不会腐败，却会让口感变差。

要不要购买有机肉

很多人都以为污染最大的食品是绿叶蔬菜，这实在是一个极大的误解。按照生态学的基本规律，食物链上处于高端的生物污染问题更为严重。每升高一个营养级，难分解污染物质都会有数量级的增加，这叫做生物放大作用。

动物靠吃植物生存，会把植物体内的污染积累在体内，所以肉类食品的污染问题比植物食品更严重。也就是说，动物饲料的污染物，从空气、水源和饲养环境中摄入的污染物，凡是动物自己难以分解排出的物质，都会积累在动物体内，通过肉类产品传递给人。动物吃的药，注射的针剂，也会有一部分残留在肉里，吃到人的肚子里。所以，肉里面不仅有高残留农药和除草剂，还有各种兽药、激素、重金属污染等。

问题是，植物的激素对人影响很小，因为毕竟差得太远了。动物的激素则不然，特别是哺乳动物的激素，对人的生理作用很强。牲畜所用的药物，和人类的药物很相近，会让人体产生过敏或抗药性。

为了减少摄入美味肉食当中的污染物质，最好的方法就是吃有机认证或绿色食品认证的肉类。按照有机生产和绿色生产的原则，可以最大限度地减少肉里面的污染物质。在动物体内，富集污染物质最多的就是肝和肾。因为肝是解毒的器官，而肾是排毒的器官。此外，肠、肚、脑也是富集污染物质较多的脏器。所以，如果喜欢吃这些内脏，一定要买这种有认证的肉类产品才能放心。

做不同的菜需要不同部位的肉吗

当然是这样。不同部位的肉，肉的硬度、弹性、脂肪含量都有很大的差异。购买之前，先要弄清自己要做什么样的菜，根据烹调要求，适当选择不同部位的肉。

对猪肉，一般来说里脊适合制作炒肉丝，后臀尖适合制作肉片和肉丝，前臀适合制作炖肉，五花肉适合用来制作回锅肉和农家小炒，排骨适合用来煲汤或清炖。对牛肉来说，牛腩和肋条肉适合用来炖汤，里脊和上脑适合用来制作牛肉咖喱或者炒肉丝、肉片；牛腱子适合用来制作酱牛肉。

如果自己不清楚买什么样的肉比较合适，可以咨询销售人员，找到最理想的部位。如果自己不愿意切，可以让销售人员代劳切成合适的大小和形状。

做肉馅是自己买肉切碎更好吗

是的。市售肉馅通常都不会用最优质的部位来做，通常是碎肉或不便大块出售的部位。这些问题还不大，最担心的是制作肉馅时会加入冰块和磷酸盐等保水剂，提高肉馅的水分。所以常常看到一种现象，自己切的肉馅加盐搅拌之后能再吸入20%以上的水分，而买来的肉馅能吸入的水分往往很少，甚至已经很难吸水了。在购买的时候可以用手抓一点肉馅，看看手上是沾了一点水，还是根本不沾，或者稍微有一点黏的感觉。略黏说明肉馅里掺水很少；不黏说明已经有水了；如果手上都能感觉到水分，那就是加了不少的水。

自己买一块肉，让销售人员现场绞成肉馅是可以的，只是这样需要多买点肉，否则会有一部分肉留在绞肉机里面。肉馅保存性差，人口少的家庭可能不需要那么多肉馅。不妨让销售人员切成肉丝，然后自己再回家剁成肉馅，这样就简单多了。

怎样知道是注水肉

目前肉的注水问题不可忽视，特别是牛肉，注水后重量大大增加，对屠宰企业和商家有很大的吸引力。少量的注水很难辨别，但是注水量大时，还是可以分辨的，具体方法与测试肉馅是否加水的方法类似。

如果仅仅是注点清水，无非是一种变相涨价，对健康影响不大。问题是，水未必那么干净，注水的同时，往往还有其他成分一起注入，这些成分的安全性就更令人担忧了。

可能和水一起注入的成分还有植物胶、磷酸盐、亚硝酸盐、嫩肉剂等。植物胶主要是用来增加重量；磷酸盐是为了提高肌肉的保水性，让它在注入很多水分之后能够达到表面不出水的效果；亚硝酸盐是为了让肉颜色更红，而且煮后仍然粉红，还有防腐作用；嫩肉剂是为了让老牛肉口感变嫩，可以按嫩牛肉销售。

其中，植物胶危害较小；磷酸盐有妨碍钙、镁等矿物质吸收的作用；嫩肉剂的蛋白酶对大多数人无害，但少数人可能发生过敏；而亚硝酸盐本身是一种有毒物质。因为注进去的水卫生条件很难达标，把细菌带入了肉的内部，对肉的保存性会有影响，加入亚硝酸盐可以延缓微生物的腐败作用。

虽然这些成分能让肉表面不出水，颜色也非常漂亮，但是它们很难维持肌肉固有的弹性，也会影响香味和口感。在购买的时候往往难以分辨，但买来之后烹调时，就会发现一些不同之处。

首先是肉煮熟之后颜色呈现粉红色，这说明在注水时加入了亚硝酸盐。请注意，不是酱油的红色，而是白煮的时候呈现粉红色。大部分家庭加酱油煮时往往会忽略颜色的不同。其次是肉特别易煮，平日需要煮2小时的牛肉，煮1小时已经非常柔软甚至快要碎掉，这说明加入了嫩肉剂。还会发现肉的水分比较大，往日牛肉煮后会缩水发硬，而注入保水剂的牛肉煮后还是柔软富含水分的。这并非消费者买到了嫩牛肉，而是牛肉在到家之前已经被处理过了。

肉的部位和营养价值有关系吗

不同部位的肉，即便同样是瘦肉，脂肪含量和蛋白质含量也有较大的差异。从脂肪含量来说，腹部的五花肉或牛腩最高，排骨其次，然后是臀部；里脊是含脂肪最少的，而蛋白质含量却最高。一般来说，肝、肾、心等内脏的脂肪含量低于肌肉部分。

对瘦肉来说，其中的脂肪和胆固醇含量越高，肉味就越香，口感就越美味多汁。比如说，排骨肉脂肪含量30%，所以它很美味。这是因为，肉类的香气都在脂肪部分，瘦肉部分的香味物质很少。同时，脂肪还起到产生“多汁感”的作用。脂肪含量低的肉有一种“柴”的感觉。

然而，真要得到牛肉“补气养血”的作用，还是吃那些颜色深红、能吃出肉丝的牛肉为好。至少这是正常的牛产出来的肉。如果想吃口感嫩些、肉质多汁的牛肉，可以买牛的肋条肉切块，小火慢炖2小时后，去掉汤表面的脂肪，就可以享用香浓而柔软的牛肉了。

肉的价格和营养成分有关系吗

价格特别高的肉，在减少注水危险方面是有优势的。如有机、绿色认证的肉，安全性比较令人放心。如果给幼儿、孕妇、乳母买肉，还是买安全性高一些的比较明智。

但是，肉的营养价值和价格并不成正比。在国际上有个不成文的规则，那就是瘦肉的脂肪含量越高，血红素铁含量越低，就越能卖高价。这种牛肉之所以受到极大追捧，并不是因为它的营养价值，而是因为它的口感美妙过人。

专门用来做高档牛排的牛肉，切面往往呈现“雪花”状，或称“大理石”状，也就是红色的肉中镶嵌着细密的白色脂肪。这种牛肉质地细腻柔美，香浓多汁，普通的牛肉根本无法比拟。原来，瘦肉里面的脂肪越多，肉就越软嫩，烹调后就越多汁，这是肉类品质的基本规律。肥瘦明显分家的那种肉，是卖不出高价来的。

所以，肥猪肥牛的瘦肉比较香美，瘦猪瘦牛的瘦肉必然太柴。鸡肉也是同一个道理，育肥的鸡如三黄鸡之类脂肪含量高，肉质也软嫩；到处飞的鸡，肌肉发达，脂肪很少，肉是多少有一点硬的。

不过，有些肉价格很离谱。比如说，曾有号称进口牛肉的产品，卖2400元1公斤。传说这些牛是喝着泉水、喂着啤酒、听着音乐、享受着按摩长大的，是不是营养成分也更好？其实正相反。因为这种牛体肥而不运动，属于肥胖脂肪肝状态，连身上的肌肉纹理中都充满了脂肪。整体来说，肉块几乎一半都是脂肪，也就是说，一口牛肉里面有半口肥肉。可以想见，这样的牛肉，其中蛋白质和血红素铁的含量大大下降，其脂肪含量和胆固醇含量又会有多么高！

消费者一定要小心，号称进口牛肉的产品千万不要买。因为欧洲、日本、美国都是疯牛病疫区，我国政府明令禁止从这些国家进口牛肉。日本、韩国国民都强烈抵制欧美牛肉，我国消费者如果还为这样的肉付高价，实在太不明智了。要知道疯牛病无药可医，比癌症还可怕，千万不要冒险。

买肉不是买花，过分鲜艳要小心

超市中的酱牛肉、羊肉串，以及其他肉制品，为什么做熟了之后还是粉红色呢？这件事情人们想过为什么吗？

自己家里炒肉时，肉一遇到热油或热水就会变成浅褐色。然而，超市中的酱牛肉、羊肉串，以及其他肉制品，为什么做熟了之后还是粉红色呢？这件事情人们想过为什么吗？

这是因为肉中加了“硝”，也就是亚硝酸盐。它是肉类的“发色剂”，能和血红素结合成粉红色的“亚硝基血红素”。用硝腌制过的肉，煮过炒过之后仍然是美丽的粉红色。

人们不敢喝隔夜茶，不敢吃反复加热的蔬菜，害怕腌菜致癌，都是因为害怕其中的亚硝酸盐。

亚硝酸盐毒性有多大呢

这种臭名昭著的亚硝酸盐，半致死量为22毫克/公斤，也就是说，对体重60公斤的人来说，仅仅吃1.32克，指甲盖那么一丁点，就有可能一命呜呼。尽管毒性这么大，亚硝酸盐却是各国许可使用的食品添加剂，主要用在肉制品当中，起到发色、防腐和改善风味的作用。它不仅让肉变得漂亮，还能有效延长肉的保质期。

亚硝酸盐本身是白色结晶，近似食盐，所以经常听说被当成食盐“误用”而发生中毒事件。但加入肉类之后，它可以分解成一氧化氮，与肉中的血红素结合形成粉红色的亚硝基血红素，从而让肉制品在煮熟之后具有好看的粉红色。这就是亚硝酸盐的发色作用。未经亚硝酸盐发色的肉类在煮熟之后是白色、淡褐色或褐色的。肉越红，煮熟后的褐色越重。

因为亚硝酸盐剧毒，它的抑菌能力很强，特别是能够抑制可怕的“肉毒菌”。这种肉毒菌非常喜欢肉制品，能够制造出“天下第一毒”肉毒素。亚硝酸盐的毒性和肉毒素相比，可以说是望尘莫及。所以，为了避免肉毒素的麻烦，人们情愿加亚硝酸盐来防腐。

接触亚硝胺致癌物

麻烦在于，亚硝酸盐与蛋白质分解产物在酸性条件下发生反应，易产生亚硝胺类致癌物，有强烈的致胃癌作用。肉里面有很多蛋白质氨基酸，添加亚硝酸盐之后，形成亚硝胺的风险也比较大。如果把亚硝酸盐吃到胃里，胃中的酸碱度也很适宜亚硝胺的形成。

话说回来，如果制作肉制品时加亚硝酸盐的量小，而且同时添加维生素C，让亚硝酸盐在发色过程中分解成无毒物质，生成致癌物的危险就比较小。因为各种西式肉制品和大部分中式香肠当中都要添加亚硝酸盐，各国对添加量和残留量都有明确的限量标准。即便如此，也有大量研究证实，多吃加亚硝酸盐的肉制品会增加多种癌症的危险。

令人担心的是，餐馆和超市的散装肉制品，根本没有人来检查亚硝酸盐的含量，师傅凭经验随手添加，超标的危险不可不防！

小心煮熟后呈现粉红色的肉

识别是否使用过亚硝酸盐很容易，只要看看肉的颜色是否粉红就行，而近年来，我们所看到的肉馅几乎都是粉红色的，肉丝肉片酱肉排骨之类也都是粉红色的。比如说广东早茶时吃的小笼蒸排骨，不仅红艳美丽，而且有点火腿鲜味——也就是亚硝酸盐的风味。

尽管有最新研究表明，微量注射亚硝酸盐可以增加心脏血流量，或许有一定药用价值；但数量稍多（每天几十毫克以上），它就会有致癌隐患。就好比说，砒霜虽然已经用于治疗白血病，但绝不意味着人们可以放心把它当成调味品或美容品。如果消费者对红色的熟肉情有独钟，那就危险啦。所以，买肉类熟食的时候，不要因为颜色粉红美丽而怦然心动。

最令人忧心忡忡的是，不仅散装加工肉制品和餐馆肉类菜肴中难以避免接触亚硝酸盐，就连购买鲜肉自己烹调都不一定能够幸免。

某日从大超市买来0.5公斤牛腩，清炖之后却发现肉块是粉红色的，而且肉质比平日软烂许多，显而易见是加了含有亚硝酸盐的嫩肉粉。另一次，学生来我家吃饭，带来一份超市购买的排骨，煮熟之后，却发现肉块是鲜明的粉红颜色，不用说，也是“被”亚硝酸盐发色了。看来，只要吃肉，亚硝酸盐躲都躲不开！

那么，亚硝酸盐又是怎样进入肉中的呢？这和注水肉有着密切的联系。在注水的时候，可以“捎带着”把其他配料也注进去，比如增加肉分量的植物胶，嫩肉的酶，还有让肉类发色并延长保质期的亚硝酸盐。因为注水肉比正常肉更容易腐败，注水时加入亚硝酸盐很可能是一种合理的“配套措施”。所以，这种家里煮了之后发红的肉，实在不是让人安心的肉。

我非常担忧地想：肉块在超市、市场就已经被加入了亚硝酸盐，那么餐馆买回去之后，厨师并不知情，再次加亚硝酸盐或嫩肉粉来处理，又该怎么办呢？这岂不是肯定会发生亚硝酸盐超标危险吗？

吃肉不是卖“萌”，太嫩的要小心

不过，20世纪90年代所见到的嫩肉粉比较单纯，只有淀粉和蛋白酶。当时万万不会想到，如今的嫩肉粉功能有那么强大，不仅使肉变得嫩，还能真的给腐肉、老肉“美容”。

最近，媒体曝光了烧烤摊滥用嫩肉粉给腐败肉“化妆”的事情，让嫩肉粉这个词汇终于进入了大众的视线。

其实，嫩肉粉不是什么新东西，在20世纪80年代就已经出现了。在我学习生物化学课程的时候，教授们就介绍说，木瓜蛋白酶可以用来使肉变嫩，还可以用来美容。因为它可以分解蛋白质，把长长的肌肉纤维切断，老肉的口感自然变得柔软，还能把皮肤上多余的疤痕消除掉。

不过，20世纪90年代所见到的嫩肉粉比较单纯，只有淀粉和蛋白酶。当时万万不会想到，如今的嫩肉粉功能有那么强大，不仅使肉变嫩，还能真的给腐肉、老肉“美容”。

肉是由肌原纤维构成的，正常的猪牛羊肉能撕出细丝来，也因此有一种特殊的肉类质感。但是，问问如今的人们，有多久没在饭店餐馆里吃过有肉丝质感的肉了？牛肉嫩得和鸡肉一样，甚至和豆腐差不多，恐怕人们对此已经习以为常了。而这种情况，毫无疑问就是嫩肉粉普及应用的结果。

不过，如果仅仅是让肉变得软嫩一点，对老人孩子是一件好事，而对餐馆商家也是一大乐事——肉质很差的老牛肉、奶牛肉、老鸡肉，都能轻松卖出好肉的价钱了。只要不损害健康，人们也没什么可以抱怨的。

问题在于，在市场竞争当中，总有一些企业想取得优势。他们在“专家”的指导下，把简单的嫩肉粉变成了复杂的添加剂大联盟。其中有促进蛋白质与水结合的碳酸钠等碱性物质，还有促进肉类吸水和保水的磷酸盐类物质；有让肉颜色变得粉红美丽又不易腐败的亚硝酸盐，还有给肉染色的各种红色素；有食盐和香辛料粉，还有谷氨酸钠、核苷酸钠等鲜味剂，甚至还有甜味剂、香精和增香剂等。

让产品变得美味，并不是一件坏事。如果企业能够遵守食品添加剂卫生标准，安全性有保障，产品标注规范，标准明确，推荐添加量合理，本来也无可厚非。问题是，由于这类产品生产工艺简单，门槛太低，很多缺乏资质的小企业小作坊都加入了生产行列，不仅原料低价，而且配方随意，用量说明粗放，产品标签极不规范，安全性无从保证。

我的学生曾经从某地各级餐馆中收集的10个嫩肉粉、肉类腌制调料、香肠调料等样品均含亚硝酸盐。这个暑假又从北京的各大超市收集了18个样品，其中4个与前面的产品重复，对不重复的14个样品又进行了测定，均测出含有亚硝酸盐，但含量低于外地市场的水平。遗憾的是，这14个产品无一在包装上标注含有亚硝酸盐成分，也没有任何使用安全方面的提示。

最让人惊心的是，含有亚硝酸盐的调料产品不止是嫩肉粉。嫩肉粉、松肉粉、腌肉料、酱肉料、蒸肉米粉，甚至给肉上浆的淀粉，都含有亚硝酸盐。据科技期刊已经发表的报道，包子馅调料、饺子馅调料、馄饨馅调料、馅饼调料、烧烤调料等，凡是与肉类相关的低档复合调味品，几乎很少有不含亚硝酸盐的产品。真可谓是“无肉不亚硝”！

亚硝酸盐是一种著名的有毒物质，也是著名的致癌因素。然而，我们的餐饮业就这样爱用它，让我们在吃烤肉、炖肉、腌肉、酱肉、蒸肉时，甚至吃包子、饺子、馄饨、馅饼、烧麦时，都很有可能吃到它。这样一来，人们膳食中亚硝酸盐和亚硝胺的总摄入量，就会比以往想象中大得多。用专业词来说，就是暴露量很大。

有小龙虾的事件在前面，在倒下几十人之后，还有人前赴后继，敢一次吃几十只麻小，然后体验肌肉溶解的滋味。我敢说，拥在烧烤摊前大吃特吃的人，恐怕不会因为这些新闻而减少。正如某电视节目中一位美女嘉宾的话：如果食物不好吃，有点不安全我就不吃了；如果很好吃，就算有点不安全，我还是会吃。民不畏死，奈何以死惧之啊。

我只有寄希望于法规制定者和监管部门，希望他们对餐饮业使用的各种复合调味品加强管理，从源头上堵住食品安全的漏洞。知道这会给他们增加不少麻烦，但是，这些精英人士，管理人士，执法人士，您各位自己就是经常下馆子的人，总要为自己的健康负责吧？

不要把动物内脏一棍子打死

很多人认为内脏含有大量胆固醇，是有损健康的垃圾食品，几乎把它们和肥肉并列。这种说法，略有一些不公平。

从动物的身体来说，内脏是其中最“勤劳”的部分，而肥肉是其中最“懒惰”的部分。肥肉代谢率很低，好像一个油脂仓库，除了分泌少量激素之外，就是等着身体发指令把脂肪酸送出去分解。但是内脏完全不同，它们每时每刻都在进行大量的生物化学反应，营养价值高于普通的瘦肉。

比如说，心脏每分钟要跳动72次，把血液泵出，驱动血液通过血管流到动物全身的每一个角落，这个工作量极为惊人。要支持这样的勤奋工作，心肌的营养素构成必然不会令人失望，它富含血红素铁，锌、铜、锰等各种微量元素，B族维生素含量也比较高。其中胆固醇的含量比普通瘦肉只是略高，如果去掉心脏表面附着的肥油部分，完全不比其他部分更高。

比如说，100克鸭心的胆固醇含量是120毫克，而鸭胸肉是121毫克。然而比较维生素B_1和B_2的含量呢，100克鸭心是0.14毫克和0.87毫克，而鸭胸肉只有0.01毫克和0.07毫克，显然心脏维生素含量更高。其他如鸡心、猪心、牛心也是一样的规律，心脏中的维生素和微量元素含量明显高于普通瘦肉。

禽类的肫（嗉囊）也是不错的蛋白质来源，它的蛋白质含量可以和胸肉媲美，脂肪含量也基本相当，而其中锌、铁等微量元素含量明显高于胸肉。

哪一种脏器可首推为高蛋白、低脂肪、高维生素、高矿物质食物呢？那毫无疑问是肝脏。几乎所有动物的肝脏脂肪含量都低于5%。比如说，鸡腿的脂肪含量为13.0%，而鸡肝只有4.5%。由于肝脏是营养素转运和储藏的“大本营”，其中维生素A的含量惊人，维生素B_2、铁、硒等元素也极为丰富。肝脏同时也是合成胆固醇的主要场所，故而胆固醇含量较高，为瘦肉的3～4倍。

担心内脏的胆固醇，主要限于中老年人，为了预防心脑血管疾病。对瘦弱又怕冷的女性，以及部分贫血的少年儿童来说，要纠正蛋白质、铁和多种维生素不足造成的营养不良，适当吃点肝脏、肾脏、心脏和禽类的胗是很有帮助的。

肝脏的维生素含量太高，无须多吃，每次吃25克，也就是半个鸡蛋那么大的一点就可以有效补充维生素A。比如说，吃25克肉鸡的肝（超市日常出售的鸡肝），可以补充700微克的维生素A，相当于女性成年人一天需要的量；吃进去的胆固醇比100克鸡腿还少，得到的维生素A却相当于100克鸡腿的70倍。

还有人认为，内脏污染物质残留量高，安全性特别差。这个担心是有道理的，但主要限于肝脏和肾脏，而心脏的污染程度很低。这是因为，肝脏是动物的解毒场所，而肾脏则负责把各种毒物和废物排出体外，因此，在动物健康无污染的时候，肝、肾是营养价值最高的器官；但一旦动物生病或受到污染，它们就是最危险的地方。

在目前无法保障动物饲料安全性绝对合格的情况下，要平衡营养与安全两个方面，比较好的方法是控制数量，不天天吃，每次少吃一点。只要自己的肝脏和肾脏功能正常，人体就有很强的解毒排毒能力，只要不超过这种能力，人体可以处理食物中的微量毒物。每次吃不超过25克时，危险是比较小的。

总之，对食物来说，没有哪一种食物一无是处。吃了之后对健康是有益还是有害，要看体质是否合适，吃的量是否合理。需要少吃或不吃内脏的人，主要是高血脂患者和痛风病人。瘦弱、贫血者和维生素A缺乏的人则适合经常吃一点动物内脏，婴幼儿也可以适当补充肝泥以增加营养素供应。同时，在选购的时候，为了兼顾安全性，一定要购买正规渠道的经过检验的肉类产品，最好能选择有机、绿色食品认证肉类产品的肝脏。

含有致癌物的不新鲜虾皮

虾皮能长期保存，主要的抑菌因素是水分低，盐分大。两者缺一不可。如果没干透，蛋白质含量那么高的食品，细菌是不会放过它的。

“请教您一个问题：买来的虾皮是带包装的，时间并不是很长，颜色也很正常，但一打开就有一种刺鼻的氨水味。虾皮为什么会有一种刺鼻的氨水味？是在制作时加了什么东西吗？还是蛋白质分解后产生的气味？有了这种氨水味的虾皮还能吃吗？有人说，有了氨水味的虾皮可以洗洗或晒晒再吃，可以吗？另外，新买的虾皮几乎没有很干的，是不是买回来就要把它晒干呢？可是晒干了又不好吃！盼您在百忙之中给予解答。谢谢您！”

其实这个问题已经有不止一位网友问过。

曾经有人送了我一些虾皮，当时虾皮颜色是白色的，没有很明显的氨味。但在家里放了一两个月之后，颜色变成了粉红色，虾皮的氨味非常强烈。除了虾皮之外，各种海鲜干货都有类似的问题，比如海米、鱿鱼丝、小鱼干等，只是味道的浓烈程度略有差异而已。

虾皮能长期保存，主要的抑菌因素是水分低，盐分大。两者缺一不可。如果没干透，蛋白质含量那么高的食品，细菌是不会放过它的。虾皮没有干透，一方面可能是因为海边空气潮湿，另一方面可能是因为不干的虾皮更重一些，利润较大。

先说说氨味是哪里来的。氨是蛋白质分解的最终产物。蛋白质经过微生物的作用，先变成肽和氨基酸，再分解成低级胺和氨气，低级胺就是腥臭气的来源，氨气就是刺激味道的来源。

刚买来的时候没有味道，因为蛋白质还没有严重分解。但因为虾皮没有干透，在常温储藏过程当中，细菌会大量繁殖，分解蛋白质产生低级胺类和氨气。到这个程度，蛋白质的分解已经非常严重了。

产生低级胺类不仅本身有一定毒性，更糟糕的是它们非常容易和水产品中少量的亚硝酸盐结合，形成强致癌物——亚硝胺和亚硝酰胺。这些物质是促进食道癌和胃癌发病的重要化学因素。过去说吃腌菜致癌，正是因为制作不当的腌菜含有大量亚硝酸盐，以及少量的亚硝胺类物质。

制作不当的腌菜和久存的不新鲜的蔬菜，会产生的大量亚硝酸盐和胺类形成亚硝胺类物质，从而提高癌症风险。

亚硝胺类物质的毒性是非常大的。例如N–二甲基亚硝胺的半数致死量（LD_{50}）为58毫克/公斤体重，是具有慢性毒性、致畸性和致癌性的物质。它有挥发性，从空气中吸入也会引起毒性反应。

各种海产品和肉制品是亚硝胺类的重要来源。按我国卫生标准GB9667—1998，海产品的N–二甲基亚硝胺含量应在4微克/公斤以下，N–二乙基亚硝胺含量应在7微克/公斤以下。但不新鲜的腌鱼、腌肉、虾皮、海米、鱿鱼丝、干贝、鱼干等都有超标的可能。所以，一旦虾皮出现异味，不要可惜，要坚决抛弃。即便水洗之后，也不能放心。

建议大家在购买虾皮之后，马上存入冰箱当中，取用之后再放回冰箱。这样可以大大延缓蛋白质分解的速度，在两三个月内保持正常味道，也就减小了产生致癌物的危险。吃之前用水多淘洗几遍再下锅。

现在看来，水产品也是亚硝酸盐的不可忽视的来源。由于水质富营养化污染的情况相当常见，水产品中也不可避免地带有硝酸盐，并可能在捕捞后还原成亚硝酸盐，并与其中丰富的蛋白质分解产物形成亚硝胺类致癌物。检验证明，小鱼小虾干制品中含有相当数量的亚硝胺类致癌物。为了补钙而大量食用它们是不安全的。顺便说一句，虾皮每日用量只有2~3克而已，钙吸收率也不高，并非补钙的主要途径。如果多食用，不仅带来致癌物危险，还会带来盐过量的问题，所以不要过多食用它。

除了虾皮之外，在腌肉、香肠、熏肉、鱼干、干虾米、鱿鱼丝等动物性食品中都能找到相当水平的亚硝胺类化合物。一定要告诫孩子，鱼干和鱿鱼丝之类的小食品，尽管蛋白质含量高，但亚硝胺也多，千万不要食用过量，偶尔吃一点就行了。

这样挑选营养价值高的水产品

人们都听说，水产品营养价值高，高蛋白，低脂肪，胆固醇少，还含有ω-3脂肪酸。于是很多母亲每天给孩子吃鱼吃海鲜，男士们更是因此放纵口腹之欲大吃水产美食，鲍鱼、龙虾日日不断。

水产品的蛋白质质量无可挑剔，但它也是危险较多的食品，质量也比较难以控制。选购、储藏和食用的时候，建议注意以下几点：

新鲜度

与肉类相比，水产品更容易变质，部分丧失营养价值，也降低食用价值。一些红肉鱼不新鲜时还容易发生组胺中毒的危险。

不新鲜的鱼类，蛋白质分解成胺类而产生腥味，所以味道很明显。但在冰冻的情况下，或者放在冰上时，因为温度低不利于气味的挥发，消费者往往闻不到。如果不嫌麻烦的话，可以用手摸一下冰下的鱼体，然后把手搓热，闻闻味道。

活鱼宰杀后判断新鲜度比较容易，看看腮的颜色是否发红，看看鱼眼是否正常未浑浊，再闻味道就能判断。但海鱼就难一些，因为往往呈现冰冻状态。鱼肉、虾肉久存不鲜之后，肉质会变松散，弹性下降，颜色发暗或发黄，甚至有离刺的情况。从成分来说，不新鲜的鱼中，ω-3脂肪酸含量会下降，其中所含的胆固醇可能已经发生氧化，保健作用也就打了折扣。

对冻的水产品，尤其需要注意。冻得硬邦邦的状态下，既无法判断其肉质是否紧密，也很难判断气味是否正常。消费者常遇到的情况是，买来洁白晶莹的虾，却发现它化冻之后体积大为缩小；买来大块白色的“鳕鱼肉”，却发现它汪汪的肉质松软。所以千万不要贪便宜，买大块的冰壳，再便宜也是很不合算的。

安全品质

有些人担心水产品中含有激素的问题，因为听说一些不法养殖户会在养殖过程中添加雌激素，可能会导致孩子早熟。其实，这只是水产品养殖过程中问题的一小部分。养殖中还会加入杀菌剂、消炎药等，它们也都会在产品中有所残留。如果是国家不许可使用的药物，其危害更大。特别是儿童解毒能力较差，无缘无故地吃进去这些药物，不仅不利健康，还可能引起药物过敏反应。

即便不是人工养殖的水产，野生鱼、虾、蟹、贝也一样可能有安全问题，这种担忧来自于水产品中的环境污染成分。环境新闻中坦承，如今我国80%的地面水体已经受到不同程度的污染，其中有40%左右为中度以上污染。无论江河湖海，都不能避免污染问题。那么，生长于其中的水产品，自然会受到污染的危害，产品中的铅、砷、汞、镉等元素都有可能超标。

按生态规律，动物性食品的安全性普遍不及植物性食品，而水产品又是对环境污染最为敏感的食物品种。人们吃蔬菜的时候诸多顾虑，吃鱼、虾、螺、贝的时候都奋不顾身。殊不知，鱼、虾、螺、贝当中除了工业水污染之外，农药可能更多。农药无论叶面喷还是根施，都可能被雨淋洗而从土壤进入水系，然后从水中进入鱼、虾、蟹、贝体内。因为水产品天天生活在水里，它积累水中污染物质的程度要高于陆地动物。

如果发现鱼类的体形异常，有异味，或者骨骼畸形弯曲，骨节处异常膨大，或者眼珠混浊等，可能意味着该水产品污染状况严重。比如说，如果闻到一股煤油味道，或者有药物味道，都是水质严重污染的表示。这样的水产品，哪怕号称为“野鱼”高价出售，也千万不要购买和食用。

应当尽可能选购有产地、有品牌、有认证的产品。产地明确时，对其水质和环境质量就比较有把握；有品牌，质量就有人负责，比不知来源的产品令人安心；有质量认证，养殖过程中的安全性就比较放心。

根据体质购买水产

水产品是引起食物过敏和不耐受的重要食品类别。部分人吃了海鲜虾蟹等之后会产生过敏反应，或者出现皮肤瘙痒、湿疹等症状；也有人原来的哮喘、咳嗽之类的症状由于吃水产品而加剧。也有一些人虽然没有发生过敏，吃了之后却感觉不舒服，胃里难受，头疼头晕等。所以，即便水产品营养价值不错，也不一定适合每一个人，而要看体质而定。过敏体质的人、有呼吸道感染或炎症的人、有哮喘的人、有皮肤病的人、部分消化不良的人，都不宜多吃水产品。

一些肠胃敏感、消化不良的人也应注意，食用虾、蟹、贝类等食物之后，可能出现发冷、腹胀、腹痛、腹泻等反应，也应少吃这些食品。在给幼儿第一次吃某种水产品之前，应当严密注意孩子的反应。如果产生不良反应，就应当暂时停食。

另一方面，血压、血脂高的人可以把部分肉类换成水产品，因为它们有利于控制血压和血脂。一些适合烤食的红肉鱼尤其有益，如秋刀鱼、鳗鱼等，因为它们的脂肪含量较高，其中ω-3脂肪酸总量较高，而其中的EPA有利于降低血管炎症反应，同时降低血液形成血栓的危险。

选购之后正确保存和食用

水产品非常容易腐败变质。选购之后，如果当时来不及吃，或者一次吃不完，不能放在冷藏室，只能立刻放进冰箱冷冻室当中。虽然在冰冻温度之下，水产品不会发生细菌性的腐败变质，但是它的品质却一直在下降，发生有益脂肪氧化和维生素损失的问题，风味劣变，而且由于蛋白质的交联反应造成肉质变硬。所以水产品即便在冻箱里也不宜久存，更不宜反复化冻、冻结。耗费电费，却吃到不新鲜不健康的食品，岂不是极大的浪费。

淡水鱼和河鲜容易带来各种寄生虫，对健康威胁极大，所以所有的河鲜都不能生吃，必须彻底烹熟以杀灭寄生虫。海鱼海鲜也要注意，除了少数可生食的新鲜深海鱼之外，绝大多数产品都必须熟吃。2006年发生的“福寿螺管原线虫事件”就把大批顾客害得很惨。如果寄生虫进入大脑，甚至会导致癫痫之类的严重脑病。

同时，在烹调的时候，要把各种水产品的肠胃、肝脏和腮部除尽，因为这些地方是污染和毒素的集中营。特别是夏秋季节吃海鲜更要小心，江河入海口容易滋生的毒藻，被水中动物食入后会产生相当危险的藻类毒素，所以更要把水产品的消化系统清理干净。

对肠胃较为虚弱的人来说，进食海鲜、河鲜时宜使用姜、醋、料酒、胡椒粉等佐料，既能够增鲜减腥，又能够缓解肠胃冷凉感。同时，还要控制数量，不能因为美味就无限制地进食。餐后不应继续吃冷食和水果。

经常食用鱼类可预防心脑血管病，但烹调鱼类一定要用清蒸、烤制等少油烹调方法。研究证实，油炸、油煎后的鱼已经丧失了预防心血管疾病的作用。

营养价值高的豆类及其制品可以替代肉类

豆类及其制品和肉类只是在蛋白质方面能够互相比较，其他成分也还是有很大的不同。比如说，豆类及其制品富含膳食纤维，肉类就没有。豆类及其制品含有多种具有保健作用的功能性物质，肉类也没有。

不少朋友都曾问过：市场上的豆类品种太多了，它们的营养作用有什么区别呢？吃豆子的时候，应当减少粮食还是减少肉类呢？这是两个十分重要的大问题。

首先，豆类品种不同，但它们也有很多共性，对营养价值，不必一一地记，只要分为两大类即可。

第一大类，就是大豆类。大豆类包括黄大豆、黑大豆和青大豆，就是可以用来做豆腐打豆浆的豆子。它们的特点是含有16%左右的脂肪，还有35%以上的蛋白质，但是几乎没有淀粉。无论你怎么努力，都不可能把它做成豆沙、凉粉、粉条之类，因为那是淀粉类的产品。

这类豆子是可以替代肉类。因为它们和粮食一点儿都不一样——没有淀粉，怎么能做主食呢？它们含有那么高的蛋白质，和肉类更像一些，也被称为“地里长出来的肉”。特别是用大豆做的各种豆制品，比如水豆腐、豆腐丝、豆腐干、豆腐皮之类，都是提供蛋白质的好食品。对素食主义者来说，不吃鱼肉就必须多吃大豆及其制品。

按蛋白质含量来算，50克黄豆相当于100克猪里脊肉。1碗豆浆（300毫升）约相当于25克牛腱子肉（按1：20的豆水比）。250克水豆腐约相当于100克后臀尖肉。豆腐干和瘦肉可以1比1地替代。

当然，大豆和肉只是在蛋白质方面能够互相比较，其他成分也还是有很大的不同。比如说，大豆及其制品富含膳食纤维，肉类就没有；另外还含有多种具有保健作用的功能性物质，肉类也没有。

第二大类，就是淀粉类豆子。它们可是相当大的一个家族，最大的大芸豆有枣那么大，最小的绿豆比米粒大不了多少。不过，从基本成分来说，它们都含有50%～60%的淀粉，能做成粉丝、粉条、粉皮、粉鱼，也可做成豆沙和各种小点心。但无论你如何努力，都不可能榨出油来，因为其中的脂肪含量低于1%。如果用它们来打豆浆，结果就是打成稀豆沙。这是因为此类豆子只含有蛋白质和淀粉，没有脂肪，不能形成水包油的乳状液，就不可能有豆浆的口感（牛奶也是一样的乳状液）。同样，它们也没法用来做豆腐吃。

这类豆子，因为含有大量淀粉，传统上用来替代粮食，当主食吃。所以，它们一向被称为“杂粮”。只不过，和粮食混为一谈，有点委屈它们了。

淀粉类豆子的蛋白质含量是精白大米的3倍，B族维生素含量是大米的4倍以上，膳食纤维和钾的含量是大米的6~10倍。所以，如果用一部分豆子来替代粮食，主食的营养质量可以大大提高，可不是提高一点点啊。

另一方面，豆子非常“顶饱”，消化速度缓慢，同时血糖上升非常慢，所以十分适合减肥者和糖尿病人食用。用豆类来做淀粉来源，在动物实验中表现出了降低血脂的作用。所以，豆子的淀粉，绝不可以和精白米、精白面的淀粉相提并论。

如此，答案已经非常清楚了。豆类分两类，淀粉类豆子是用来替换粮食的，而大豆和豆制品是用来替换鱼肉的。大豆及其制品因为不含有淀粉，谈不上升高血糖的问题；而淀粉类豆子，对控制血糖也很有好处，而且在同样的食量下不容易令人发胖。

吃了淀粉类豆子之后，人们都会自动少吃点饭；但是，人们常常犯的错误，就是在荤素搭配的时候，用豆腐等豆制品来替代蔬菜，和肉一起吃。这可是大错特错了。吃了豆制品，就应当减少鱼肉类，但绝不能减少蔬菜——因为豆腐和蔬菜虽然都属于素食，其中的营养成分却大相径庭！

好豆腐这样挑选

人们吃豆腐的目的，一是要得到植物性蛋白质，二是要得到大量的钙。

豆腐是我们中国人发明的营养食品。自古以来，豆腐分为两大类：南豆腐用石膏做凝固剂，北豆腐用卤水做凝固剂。所谓“卤水点豆腐，一物降一物”。

不过，如今买豆腐的难度越来越大了。为了表现出产品更新换代的技术含量，如今超市中的豆腐名字也开始炒概念了。包装盒上的名称换成了“木棉豆腐”、“绢豆腐”、“韧豆腐”、“内酯豆腐”等新鲜名称，甚至还有了“日本豆腐”。同时，有说非转基因的，有说绿色食品的，有说有机食品的，有说黑豆做的，有说加蔬菜等其他配料的，等等。

这里给大家一些提示，买豆腐有以下几个要点：

根据烹调需要买豆腐

不同的豆腐之差异，主要表现在口感和嫩度上。如果需要制作豆腐丁、炒豆腐、炖豆腐之类菜肴，就需要豆腐具有一定的强度，这时候最宜选择卤水豆腐，它的强度比较大，翻动时不会碎。如果要做汤，可以考虑石膏豆腐和韧豆腐，嫩而不散。韧豆腐通常是石膏和内酯组成的混合凝固剂制作的。如果做皮蛋豆腐，或放在蛋羹里面蒸，质地越嫩越好，就适合选择内酯豆腐或绢豆腐。

豆腐干、豆腐丝、豆腐千张之类很有强度的豆腐产品，大多是用卤水豆腐再脱除水分制作的。它们可以切丝凉拌，或者替代肉丝来炒菜。

如果想吃起来方便，还要有比较浓的味道，可以直接购买调味豆制品，比如素鸡、素鱼段、素啤酒肉片、素孜然羊肉等。它们只需要加热杀一下菌就可以吃了，无须再调味，也不用加油炒。

根据保质期买豆腐

人们都知道，豆腐是非常容易变质的食品。每一类豆腐产品的保质期都不一样。目前一些大城市已经不让销售“裸体豆腐”，必须要有包装；

如果在超市购买现场制作的豆腐，要买那种做好4小时之内的产品。这种散装豆制品在晚上打折的时候要特别小心。由于它们没有经过包装和杀菌，保质期只有半天，稍不小心，就可能污染病菌。所以买来之后必须当天吃掉，而且必须经过100℃以上的彻底烹煮才能放心。

如果在3天内吃完，可以买各种盒装豆制品，但一定要记得把它们尽快放进冰箱，而且放在靠里面的地方，在保质期之前食用。如果想放得久一些，就要买经过真空密闭包装和杀菌的豆制品。现在超市里这类豆制品比较多，它们通常可以在冰箱里放30天以上。也有少数产品能在室温下存放。

所以，在购买包装豆制品的时候，一定要看清楚保存温度和保存期限；销售时最好存放在冷柜里，不超过保质期，并尽量接近生产日期。

根据原料安全性买豆腐

买包装豆腐的时候，包装必须严密，上面标注了生产企业、产品标准和QS标志，配料表中要说明使用原料和凝固剂的种类。

市场上的豆腐有的标注不含转基因大豆，有的标注自己的原料是绿色食品大豆或有机食品大豆，这是怎么回事呢？

原来，豆腐的原料是黄豆，它们可能是国产，也可能是进口。进口的美国大豆基本上都是转基因食品，现在已经占据了我国豆制品原料的大半边天，但其长期安全性还存有一定争议；国产大豆大多是非转基因大豆，脂肪含量低，营养成分更丰富。所以，购买国产大豆做的豆腐更安全。这样的豆腐盒子上就会写着“非转基因大豆”字样。

有些消费者说，包装上面的配料表上只有黄豆、植物油、盐、香辛料、增味剂，并没有说明豆子是否用非转基因大豆做原料，怎么办？其实，用非转基因大豆做原料，在安全品质上是一个很大的卖点，而且会增加产品的成本，生产商哪能忘记把这个巨大优点告诉消费者呢。没写就是转基因豆子做的。

用绿色食品认证、有机食品认证的大豆做成豆腐，农药化肥和环境污染更少，所以也更加安全。这样的豆制品也会在包装上用大字标明。在绿色食品当中，AA级比A级要求更严格，达到有机食品的水平。

目前的毒理研究并未发现转基因食品对人体有毒性作用，但由于转基因食品是一个新生事物，其安全性还需要长时间的验证。消费者是否购买转基因大豆做的豆制品，取决于个人选择。如果心理上能够接受，则可以安心食用，无需过于恐慌；如果对此耿耿于怀，追求更“天然”的食材，那么可以优先选择标注“非转基因大豆”制作的豆制品。

根据营养需求买豆腐

人们吃豆腐的目的，一是要得到植物性蛋白质，二是要得到大量的钙。

用大豆蛋白部分替代鱼肉类，对控制慢性疾病有利。对不喜欢奶制品的人，用豆腐替代奶酪和牛奶，可以供应足够的钙和镁，有利于骨骼的健康。不过，若要得到这两样宝贝，还是传统的豆腐更胜一筹。

很多口感嫩滑的豆腐产品，都抛弃了老一代的卤水和石膏，改用葡萄糖酸内酯作为凝固剂，有的还添加各种保水剂。这样，质地是细腻了，口感是水嫩了，苦味是没有了，同样数量的豆子可以做成更多的豆腐了，但是这些时髦产品，未必就比杨白劳们制作的豆腐营养更好。

分析数据表明，100克石膏豆腐可以提供116毫克钙、36毫克镁、6.2克蛋白质；100克卤水豆腐可以提供138毫克钙、63毫克镁、12.2克蛋白质。所以，吃200克豆腐，就可以满足一日钙需要量的1/3，比喝半斤牛奶还要多。

可是，如果把这些传统豆腐换成内酯豆腐呢？100克内酯豆腐含钙只有17毫克、镁24毫克、蛋白质5.0克。其中的矿物质含量少了很多，为什么？很简单，因为珍贵的钙和镁，主要来自石膏（硫酸钙）和卤水（氯化镁），而葡萄糖酸内酯既不含钙也不含镁，用它来作为凝固剂，一点也不会增加钙和镁的含量，而且因为水分大了，营养成分就更稀少了。

卤水豆腐通常有点苦味，这是含镁元素的缘故。镁对心血管健康十分有益，能帮助降低血压，还有强健骨骼和牙齿的作用。由于石膏本身是一种清火药，中医认为石膏点的豆腐对清热有帮助。

可见，要想达到防病健骨的目标，还是选择传统制作的豆腐更为明智。一定要记得，我国营养学会推荐大家多吃大豆及其制品，其数量是按照大豆的量来算的。同样数量的大豆做成内酯豆腐，要比做成石膏豆腐多不止一倍的体积。

选择脂肪、盐分不超标的豆腐

在选择豆制品品种时，还要注意选择没有经过油炸，最好不加入油脂的豆腐。比如说炸豆腐泡就是一种高脂肪的产品。还有一些产品调味后油汪汪的。

一方面，大豆油常常是转基因的油，它不耐热，油炸之后油脂氧化聚合产生有害物质的情况较为严重。另一方面，大量油脂和煎炸处理也会使豆制品有益于心血管的保健作用打很大折扣。

同时，还要尽量买原味的豆腐，或者调味比较淡的豆制品。一些产品为了延长保质期，里面加入大量的盐。吃的时候没法去掉这些盐，会加重目前我国居民食盐摄入大大超标的问题。豆制品本来高钙高镁，又含有大豆蛋白，是一类有利于控制血压的食品；如果加了大量盐，就会适得其反，失去保健作用。

小心其他“豆腐”鱼目混珠

市面上的豆腐有用黄豆制作的，也有用黑豆制作的，它们都属于大豆类，营养价值相似。黑豆的营养含量甚至高于黄豆，因此在同样工艺下，黑豆制作的豆腐营养价值略优。这种豆腐呈现淡绿色，因为优质黑豆的豆瓣是绿色的。

还有一些豆腐添加了蔬菜汁，添加了鸡蛋、花生等配料，都有利于改善豆腐的营养价值。但是也有一些叫做“豆腐”的产品其实并没有豆腐的营养价值。

这类“鱼目混珠”的豆腐产品包括“日本豆腐”、“杏仁豆腐”、“魔芋豆腐”等。日本豆腐纯属鸡蛋为主料制成的冻，杏仁豆腐是杏仁磨汁加上琼脂之类凝固剂制作的，魔芋豆腐是魔芋胶制作的。它们和豆腐没什么关系，当然不会含有多少宝贵的钙和镁。

辨别质量高的豆腐

如果是包装产品，只要凭上面几点去挑选已经足够。但是，对散装豆制品，还需要好好地辨别原料的质量。

首先，观察产品的颜色。好的豆腐是淡淡的黄色，这是黄豆中的胡萝卜素带来的，过于雪白则不正常。豆腐皮、千张等应当是黄色，颜色均匀自然，但并不明艳；过于鲜艳的黄颜色也是不正常的，可能是染色的。

其次，嗅一下产品的味道。好的水豆腐、豆腐干、千张、豆腐皮等，无论什么豆腐产品，均有明显的大豆自然香气。这种香味是不可能用香精来替代的。如果嗅到酸味，说明细菌繁殖已经过多，产品不安全，千万不要买。如果嗅到一种不新鲜气味，甚至明显的“哈喇味”，说明使用的是已经存放太久的豆子，有害健康，也不能买。如果豆香气不明显，不是豆子质量差，就是掺入了其他原料。

最后，还要好好看一看产品的质地。如果表面有点发黏的感觉，说明已经有大量细菌繁殖了，不能食用。如果质地不紧密，有点“糟”的感觉，说明原料质量差，或制作工艺有问题。豆腐干、豆腐皮、豆腐千张等应当足够干燥，有一定韧性，不容易折断。如果太软、有水渍感，购买分量上就会吃亏，而且储藏中会引来细菌繁殖问题，不安全。

不要买来源可疑的便宜豆腐

每一种食品都有造假可能。最近发现，有极少数人用大豆分离蛋白加上淀粉、植物胶和钛白粉来制作豆腐。这样做的豆腐成本能降低一半，但颜色惨白，没有正常豆腐的柔和豆香气。营养价值当然也是低很多。正常的豆腐是淡黄色的，色泽柔和，不可能是纯白色，这是因为大豆中含有少量胡萝卜素。

还有人为了使豆腐皮、豆腐干之类产品颜色漂亮，在其中加入合成黄色素。也有人为了使豆腐皮显得油润，加入胶类物质。但这些只要打开就能闻到不正常的气味。

消费者一定要购买有QS标志、有生产地点、有质量标准的产品，来源不明的可疑产品不要买，而且一定不能贪便宜，因为买的没有卖的精，比同类产品都便宜的商品很可能以某种方式偷工减料或掺杂使假，品质不可能令人满意。

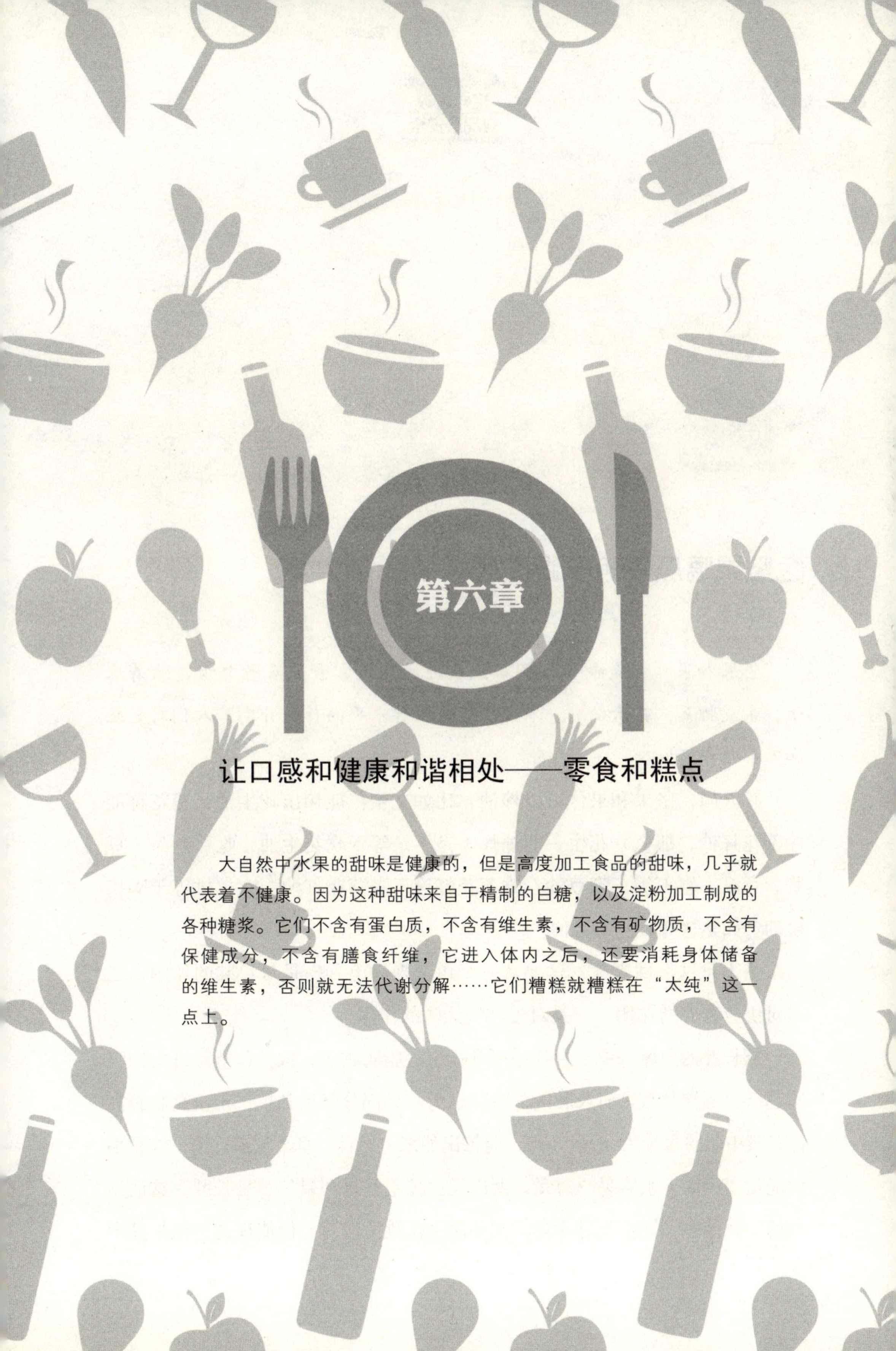

第六章

让口感和健康和谐相处——零食和糕点

大自然中水果的甜味是健康的，但是高度加工食品的甜味，几乎就代表着不健康。因为这种甜味来自于精制的白糖，以及淀粉加工制成的各种糖浆。它们不含有蛋白质，不含有维生素，不含有矿物质，不含有保健成分，不含有膳食纤维，它进入体内之后，还要消耗身体储备的维生素，否则就无法代谢分解……它们糟糕就糟糕在“太纯”这一点上。

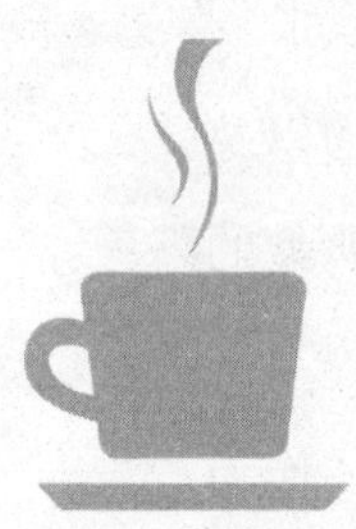

吃坚果嗑瓜子等于喝油吗

坚果和果仁，是最受我国居民欢迎的传统零食。看着电视，嗑着瓜子，亲友聊天，其乐融融。不过，随着肥胖水平的日益升高，人们对坚果和瓜子也有了担心。

有人问，坚果和果仁可以榨油，比如花生仁能榨出花生油，葵花籽能榨葵花籽油，那么吃花生（非油炸）是不是等于吃花生油，吃豆制品（豆浆、豆腐）岂不等于喝豆油？吃葵花籽等于喝葵花籽油？吃核桃等于喝核桃油？如是这样，岂不可怕！

是不是这么回事呢？这要从三个角度来讨论。一是对长胖的作用，二是对供应营养的作用，三是对慢性病预防的作用。

从长胖的角度来说，食物中所含能量、脂肪越多，按单位能量计的饱腹感越低，不控制数量时长胖的危险就越大。大部分坚果和果仁都是高脂肪食品，其中脂肪含量为35%～80%，能榨出油来。而且，坚果味道香美，体积小而能量密度高，很容易吃过量。所以说，多吃坚果和果仁容易长胖，这话是对的，就像多吃油会长胖一样。比如说，核桃虽然营养价值很高，但是其中含脂肪高达60%，需要控制体重的人显然不能每天吃100克核桃。如果为了保健而吃核桃，每天只需吃三四个就足够了，还要注意同时减少1勺油作为平衡。

但是说“吃坚果嗑瓜子就像喝油一样”，也多少有点夸张。毕竟坚果中不全是油脂，其中还有很大一部分是蛋白质、碳水化合物以及膳食纤维。它们吃起来比油脂的饱腹感会更强。比如说，大杏仁是典型的高纤维坚果，其中纤维含量高达18.5%，是白米饭的37倍、大白菜的24倍，吃了以后会让人感觉很饱，需要控制体重的人可以吃十几粒大杏仁作为上午加餐，预防午餐前出现饥饿感。

又比如说，100克的花生含有40克脂肪，但是吃40克花生油的饱感腹不及吃40克的花生，而吃100克花生的饱腹感更是大大高于吃40克花生油。这是因为，人体对液态的物质和固态的物质反应不同，同样一种物质，液态时的饱腹感会明显低于固态食物，人们对菜中油脂的警惕性通常也比较低。

从供应营养的角度来说，坚果和果仁的营养价值与油脂不可同日而语。其中含有大量铁、锌、钙、镁等多种矿物质，丰富的维生素E，还有B族维生素，以及多种抗氧化物质。比如说，按100克来说，生松子中含维生素B_1为0.41毫克，大杏仁中维生素B_2为1.82毫克，南瓜子中的锌是7.12毫克，白芝麻中钙含量为620毫克……这些都是一般食品难以企及的高水平。然而制成油脂之后，矿物质和B族维生素、所有膳食纤维、大部分抗氧化物质，以及一部分维生素E，都会丧失在榨油和精炼的过程当中。所以，油脂属于“空能量”食品，而坚果和果仁却是高营养食品。每天吃一小把果仁，能提供一日所需维生素E的1/3左右，是非常好的养生方法。

从预防慢性病的角度来说，有大量研究表明，每天摄入少量坚果和果仁，大大有利于降低心血管疾病的风险。比如说，大杏仁、核桃、开心果方面的研究都表明，用完整的果仁来替代烹调油脂或零食甜点中的油脂，可以帮助控制“坏胆固醇”（LDL–c）,有效地降低心脏病和中风发作的概率。研究表明，在早餐中加入大杏仁可以使糖尿病人的胰岛素敏感度上升，血糖水平下降，饱腹感增加，使血液中有利于控制食欲的激素水平更为合理。这说明，早餐时添加富含纤维的坚果和果仁，对预防和控制糖尿病都有好处。所有这一切好处，都是喝油所不能替代的，哪怕是杏仁或核桃榨出来的油。

至于大豆及其制品，它们对补充蛋白质、钙和镁的营养意义，以及对预防疾病的作用，几乎人所尽知。而目前尚未发现多喝豆油有什么特殊好处。这个话题，这里就不再赘述了。

所以，吃坚果或果仁，以及吃豆腐等豆制品，绝不简单地等同于喝豆油花生油。喝油不能得到多种营养素，对预防疾病的效果也非常有限，甚至是负效果。而吃坚果、果仁，健康好处是确定的。

需要注意的是，吃坚果和果仁一定要控制数量，细水长流地吃，每天1勺到1小把的量最为理想。在烹调方法方面，以不加盐、不油炸的方法最值得推荐。

坚果和瓜子的选择

最好购买新鲜的生果仁，或者只经过轻微烤制的果仁，尽量保留它的天然成分。

前面曾经说道，粮食和豆类都是植物的种子。其实还有一类植物的种子，也非常受人类的欢迎。不过它们和粮食、豆类不一样，因为它们可以生吃，而且味道很香——这就是果仁和瓜子了。

果仁和瓜子一般都在一个货架上销售。为什么要分两类呢？因为它们的来源不同。一类是树上的坚果，比如核桃、榛子、杏仁、开心果之类；

一类是地上的含油种子，也就是果仁，比如花生、葵花籽、芝麻、亚麻籽等。它们都富含维生素E，钾和镁含量特别高，铁、锌、铜、锰等微量元素特别丰富，油脂的质量也不错。

西方研究发现，每天食用一勺果仁替代其他含油脂的食品，对降低心脏病发作危险特别有好处，对控制血压、预防大脑衰老、改善肠道功能都有好处。我国传统医学也认为，果仁类是延缓衰老的食品，对滋润皮肤也有好处。

购买果仁类的时候，首先要按新鲜度来选。

果仁富含脂肪，特别容易产生“哈喇味”，这就是脂肪氧化了。发生脂肪氧化的果仁一定不能吃，因为脂肪氧化是自由基反应，会促进人体衰老，对皮肤也特别不好。

其实植物非常聪明，为了防止种子发生氧化，它们安排了重重保卫措施，用果实包着种子，种子外面有硬壳，里面有内皮，就是怕氧气进来。但是，在人工处理的时候，往往要打破硬壳，甚至把种子掰开，这样就会让氧气长驱直入，促进氧化。所以，加工后的坚果更容易氧化变质。

可是，果仁类食品很少会抽真空密闭保存，而是散装的。而且它不会放在冰箱里，而是常温销售，“保质期”还特别长，往往长达10个月以上，这样就可能有很多机会买到不新鲜的果仁。所以，要看看出厂日期，买最新鲜的产品。

果仁类容易滋生霉菌，如果有轻微的霉味，就一定要扔掉，因为其中可能含有黄曲霉毒素，它可是一种强烈的致癌物，一口都不能吃。

第二个要考虑的，就是果仁类产品是否太咸。

不少果仁类产品在烹调的时候，已经放了太多的盐，这样就会让其中的钠含量过高，对控制血压没有好处。同时，过多的盐还干扰了矿物质平衡，把坚果类食品高钾高镁低钠这个大优点抹杀掉了，把对美容的好处也打了极大的折扣。果仁是一类非常美味的食品，本来不需要加盐就很好吃的。这个优点绝对应当珍惜和保留。所以，建议消费者购买的时候，尽量选择不加盐或少加盐的品种。

同时也要注意，少量加一点糖调味是可以的；但如果外面裹上一层厚厚的糖，或者糖加淀粉做成的皮，也会降低它的营养价值。

第三个要考虑的是果仁类产品是否烹调不当。比如说，烤得太干，或者炒得太过，或者经过油炸。

很多人都喜欢吃油炸的果仁，觉得特别香。但是油炸的坏处也是人尽皆知的，既破坏其中丰富的维生素E和B族维生素，又损失其中的好脂肪，抹杀果仁对心脏的好处。

焙烤过度、炒得太干的果仁尽管很香，但会使身体损失水分，造成“上火”，特别是对口腔溃疡、咽喉发炎、咳嗽有痰的人来说，简直是雪上加霜。果仁原有的润肠作用，也会因此受到损失。

所以，最好购买新鲜的生果仁，或者只经过轻微烤制的果仁，尽量保留它天然的好处。西方人提倡每天吃一勺果仁油，用的就是生果仁压榨的油，能最好地保持果仁帮助预防心脏病的特性。

一定要记得，果仁都是高脂肪食品，脂肪含量为40%~80%。说它对健康有好处，是说用果仁来替代其他含有油脂的食品，比如替代饼干、蛋糕、薯片之类。如果因为果仁好，就大量地吃，特别是在看电视的时候不停地吃，那可就容易发生肥胖了。

完整的果仁更健康

其实，外壳具有很好的保护作用，褐色的内层皮也并非没有营养价值，它们都起到重要的保护作用，让坚果和种子能够延缓氧化变质的速度。

买坚果和吃坚果的时候，有些人会嫌完整的坚果吃起来太麻烦，嗑瓜子也麻烦，干脆就买坚果仁和瓜子仁了。甚至还有人很不情愿把坚果仁表面的那层褐色皮吃进去。因为这皮是涩的，让舌头感觉不舒服；去皮之后那白白的颜色，也显得更招人喜欢。某些消费者认为，如果再把坚果切碎，烹调时用起来就更加方便，比如做香椿拌桃仁之类的凉菜和杏仁碎三明治之类的点心。

其实，外壳具有很好的保护作用，褐色的内层皮也并非没有营养价值，它们都起到重要的保护作用，让坚果和种子能够延缓氧化变质的速度。

甚至，内层皮对坚果的健康作用是必需的。比如说，都传说吃核桃能健脑，但是人们听过这样的说法吗？核桃还能帮助防癌。

这种说法并不是忽悠，而是一项最新的研究结果。美国UC Davis癌症研究中心用小鼠进行的研究发现，吃核桃有利于延缓前列腺癌癌肿的增长。这个癌在美国可是家常便饭，据说每6个成年男人当中就有一个患上前列腺癌。

给两组遗传上容易得前列腺癌的小鼠吃脂肪含量一样的饲料，其中一组加了整核桃仁，另一组加的是普通的豆油。结果发现，在18周之后，吃整核桃仁那一组癌肿重量下降了30%~40%，血液中的IGF-1（类胰岛素生长因子）也明显下降了。要知道，这个IGF-1可是能促进多种癌症发生的激素。美国人传说牛奶致癌，就是担心给奶牛用了生长激素之后，产出来的奶里面该成分过高（还好中国奶农用不起它）。

给小鼠吃核桃餐，不仅对控制前列腺癌有明显效果，研究者发现，它还对一些有利于控制癌症的基因起作用，这就意味着，它可能对其他癌症也有好处。而且，最令人开心的是，要达到这个效果时，不需要吃过多核桃，换算成人类的食用量，只需要每天吃68克。

不过，需要注意的是，研究者所用的是整核桃仁，也就是说，核桃表面的那层涩味褐皮是坚决不能去掉的。事实上，正是这层皮让核桃拥有了足够多的抗氧化成分，抗氧化活性高居各种坚果的榜首。涩味就是多酚类的典型味道，涩味越浓，通常抗氧化性质也会越强。

核桃被打开之后，特别是核桃仁被破碎后，会增加它与氧气接触的机会，从而促进氧化变质。氧化的核桃仁中，维生素E被破坏，抗氧化物质损失，其中的ω-3脂肪酸也会被毁，还产生有害的自由基，这样的核桃仁又怎能起到保健作用呢。

其实，只要细细品味，果仁的香甜和一点点皮的涩味，正如巧克力的甜味中有一点点苦涩，是非常富有魅力的口味。一位女士这样说：自从知道核桃褐皮的好处，我再也不买去皮核桃，也不会把内皮剥掉了。吃惯了之后，觉得这才是正常的核桃美味。如果去掉皮，和花生有什么区别啊。

刺激味蕾的甜味食品

从科学角度来说，除了水果、红薯之类天然甜味食品之外，远离甜味食品，对健康有益无害。

要说什么食品属于高度加工食品，什么食品添加剂比较丰富，大概经典的例子就是甜食类了。

糖果、饼干、蛋糕、曲奇、果酱、蜜饯、果冻、饮料、冰激凌等食品都是什么味道的呢？绝大多数都是甜的。人们有一种理所当然的感觉：它们就该是甜的。

从人类一出生开始，对甜的热爱就开始了。几乎没有几个孩子不喜欢甜食，因为甜味是人与生俱来的第一味觉。

大自然当中的甜味水果是健康的，但是高度加工食品当中的甜味，几乎就代表着不健康。因为这种甜味来自于精制的白糖，以及淀粉加工制成的各种糖浆。它们不含有蛋白质，不含有维生素，不含有矿物质，不含有保健成分，不含有膳食纤维。它进入体内之后，还要消耗身体储备的维生素，否则就无法代谢分解……它们糟糕就糟糕在“太纯”这一点上。

营养学家警告说，你吃的食品当中，含的精制糖越多，那么你摄入足够维生素、矿物质、膳食纤维和天然保健成分的机会就越小。

美国一项调查发现，学龄前儿童每天居然从膳食当中吃到17勺糖！孩子一旦把胃口给了糖，他们就无法吃足够多的其他天然食物，而这些天然食物才是保证他们营养和健康的关键所在。

在中国，同样的事情也在发生。调查表明，越是收入高的家庭当中，越是在零食上花很多钱的家庭当中，孩子和年轻人越有可能发生营养不良问题。而这种问题和食物中的糖也大有关系。

专家解释说，人体内部天生就有控制食欲的机制，如果我们吃天然食品，那么只要吃到足够多的能量，自然就会停下嘴来。也就是说，人的胃口是有限的。但是，加工食品当中的纯淀粉、精制油脂和白糖都有能量，却不像天然食品那样容易让人产生饱腹感。所以，如果馒头当中添加了糖，它的能量提高了，大小却和原来一样，吃起来饱腹感也和原来一样，这可是太糟糕了，必然容易让人发胖。

稍有一点营养知识的人都知道，长期、大量吃加糖的食品，会消耗体内的钙，让孩子变成豆芽菜，增大患近视的危险，女性容易骨质疏松，中老年人容易罹患高血脂和糖尿病，甚至还有研究发现，会增加衰老和癌症的危险。

目前，各种休闲食品均以甜味为主，就连被人们认为比较健康的麦片、芝麻糊、面包、绝大多数奶粉、奶片、果汁饮料，都是甜的！这些甜味的来源，除了少数标明“无糖食品”的品种外，主要是来源于白糖。可以说，除了正规的三餐以外，人们的饮食生活被铺天盖地的白糖包围得严严实实。

究竟要多少白糖才能提供合适的甜味呢？一般来说，饮料的含糖量是10%左右，点心、蛋糕、饼干等则达到20%左右，甜巧克力是50%左右，果脯、蜜饯、果酱一类达60%以上。如此计算，如果每天喝2罐可乐，则会摄入76克糖；加上面包、乳饮料、冰激凌、糖果和蛋糕，一天能吃进去的糖必定超过100克。这个数量，相当于成年人每天需要能量的20%！特别是对孩子来说，他们小小的胃口，竟然有一半被白糖所占据，其他营养丰富的食品只能吃到一半的数量！

从科学角度来说，除了水果、红薯之类天然甜味食品之外，远离甜味食品，对健康有益无害。一天当中，从各种食品中吃到的糖，最好能不超过40克。这只相当于不到1瓶甜饮料的量。

总的来说，选择甜味食品的普遍原则是：

（1）尽量选择天然甜味食品，如用纯果汁代替碳酸饮料和果汁饮料，最好用完整的水果代替果汁。

（2）在同类食品中，选择甜味比较淡的品种。

（3）选择综合营养价值高的食品，除了糖之外，还能为人体提供较多的蛋白质、维生素和矿物质。

（4）尽量少吃含有人工香精、人工色素等合成添加剂的食品。

方法对了，吃蛋糕可以不发胖

在各种节日美食当中，最受孩子和年轻人欢迎的甜食大概莫过于蛋糕了。所以西方人在圣诞节总是要吃蛋糕来表示庆祝，女孩子们也喜欢用奶酪蛋糕来慰劳自己。

蛋糕的基本原料是面粉、黄油或人造黄油、糖和鸡蛋。它一点水都不用加，柔软细腻的感觉，大部分是油脂带来的，水分的作用还在其次。所以说，蛋糕令人们担心的问题，一是能量过高，容易使人发胖；二是它可能含有太多的反式脂肪酸、色素、香精、乳化剂等各种添加剂。能量过高，可以通过合理进食的方法来弥补；而蛋糕质量的问题，可以通过选择优质蛋糕来解决。

要想买蛋糕吃而不发胖，不妨遵循以下几个忠告：

（1）买最小号但最精美的蛋糕。吃蛋糕本来就不是为了便宜，而是为了味觉的享受。既然如此，不妨把美食进行到底，买最贵最优质的蛋糕，重质量而不重体积。同样多的人数，买体积小点、价格贵点的蛋糕，吃的平均数量就减少了，更不必因为怕浪费而逼着自己和家人多吃。要知道，给人们印象的深浅不在于蛋糕的大小，而在于它的美味程度。

（2）买不含有人造奶油和植脂奶油的蛋糕。目前大部分蛋糕都被氢化植物油产品所浸透，上面的所谓“鲜奶”是植脂奶油，下面的酥皮中也加入植物起酥油或麦淇淋。这些配料中含有相当多的反式脂肪酸，不仅促进腹部肥胖，还会增加心脏病、糖尿病和老年痴呆的风险。而传统的蛋糕，是加入真正的稀奶油和黄油。即便贵一点，也应当选择“真东西”，而不要用不健康的配料来糊弄自己的舌头。

（3）尽量买不含有酥皮的蛋糕。酥皮意味着必须加入大量脂肪，而且营养价值非常低。在目前情况下，通常加入的是植物起酥油，它同样含有反式脂肪酸。同样是高能量食品，奶酪蛋糕会好一些，因为至少奶酪中含有大量的钙、维生素A、维生素D、B族维生素和蛋白质，而起酥油除了含一些脂肪之外，什么也没有。

（4）尽量买色素和香精少一点的蛋糕，特别是有孩子的家庭更要注意这一点。蛋糕内外的颜色尽量接近原色，除了少量点缀，最好少用浓重的颜色。味道温和自然最好，那种冲鼻子的香味，通常意味着加入了大量廉价香精。

（5）不要追求蛋糕加水果的所谓“健康”效果。水果蛋糕中的水果大部分都是罐头水果，没有什么营养作用。少数猕猴桃片、草莓等，也不够新鲜，而且数量很少，仅为点缀，不如自己直接买新鲜水果来吃。

（6）不必买加了白巧克力片或黑巧克力片的蛋糕。蛋糕店用的巧克力，绝大部分都是代可可脂巧克力，含反式脂肪酸，却几乎没有可可多酚，其健康价值是负数。要想知道是否为代可可脂很简单，把它放在嘴里，如果不能马上融化，又没有巧克力特征的苦涩味，就是代可可脂。因为它的熔点比天然的可可脂（约34℃）明显高。

在吃蛋糕的方式上，有以下几个忠告：

（1）蛋糕永远饭前吃。很多人先吃节日大餐或生日大餐，然后再吃蛋糕，这样十分不妥。首先，吃了大鱼大肉之后，享受蛋糕美味的心情已经降低了很多；其次，胃里已经充满了食物，还要再吃蛋糕，会因为害怕浪费美食而勉强，结果让自己饮食过量。

（2）吃过蛋糕，马上喝很多茶水。蛋糕本身脂肪含量过高，饱腹感指数很低，吃了之后感觉体积不大，还能吃下其他东西。马上喝两大杯茶水，就会让它在胃里面扩大体积，饱腹感上升。

（3）如果蛋糕吃不完，把它转移到保鲜盒中，放在冰箱中。如果是当天烤制的蛋糕，还可以冷藏48小时左右，千万不要因为怕浪费而过量食用。

（4）吃蛋糕之后，一定要配合低脂食物来平衡。鉴于蛋糕中的主要成分是糖、高饱和脂肪酸的油脂、鸡蛋和面粉，或者有奶酪、坚果之类，显而易见是非常容易升高血脂和血糖的，必须用大量的膳食纤维来消除它对健康的不利影响。同时，为了把大量的糖和脂肪代谢掉，还需要很多B族维生素。这样就能知道，蛋糕适合配合以下食物食用：各种蔬菜（土豆等薯类蔬菜除外）、甜味不太浓重的水果、粗粮粥或豆粥。那些油汪汪的菜肴，最好还是敬而远之，下一餐再品尝啦。

（5）如果的确没法做到以上各项忠告，那就只能靠增加运动来弥补啦。要消耗一角蛋糕的能量，大概需要运动一个半小时。

总之，对大部分美食来说，少吃蛋糕，吃好蛋糕是我们最明智的态度。

饼干香酥的秘密

饼干为什么那么脆呢？一方面是膨松剂的缘故。通常膨松剂的主料是碳酸氢钠或碳酸氢铵等碱性盐，还有明矾之类的酸性盐。

饼干是人们最常吃的零食，属于焙烤食品。饼干品种繁多，有的脆，有的酥，不过，它们都是以小麦粉、糖和油作为主料的。主要区别在于这三者的比例不同，其他的配料也有些差异。

咱们就以某个品牌的曲奇饼干为例，看看它的配料表：

小麦粉 / 白砂糖 / 奶油 / 植物起酥油 / 花生 / 乳清粉 / 食盐 / 膨松剂 / 食用香精 / 焦糖色

该产品的第一成分当然是小麦粉，第二是白糖，第三是油脂。既然饼干是面粉+白糖+油脂的组合，能量怎能不高！一小块曲奇饼干的能量往往超过一杯草莓！

所谓奶油就是从牛奶中分离出来的黄油；植物起酥油呢，多数人就不熟悉了。它的主要原料就是氢化植物油，这是一种不利于心脏健康的配料，含有大量饱和脂肪酸和反式脂肪酸，数量自然是越少越好。

为什么曲奇饼干那么酥呢？秘诀就在奶油、植物起酥油上。一般来说，如果某种面点口感是酥的，它的脂肪含量会高达30%左右。除了饼干，各种中式酥点，以及餐馆里的各种酥点小吃，怕胖的人都要小心啦。

那么，饼干为什么那么脆呢？一方面是膨松剂的缘故。通常膨松剂的主料是碳酸氢钠或碳酸氢铵等碱性盐，还有明矾之类的酸性盐。它们在加热过程中发生化学反应，产生大量二氧化碳气体，就会让饼干变得疏松。这些物质通常是无毒的。但其中如果含有明矾，则要小心些，因为明矾含有铝，而过多的铝可促进老年痴呆的发生。

另一方面，要做脆饼干，还要选择“低筋粉”，也就是蛋白质比较少的小麦粉。

因为小麦蛋白质具有很好的弹性和韧性，如果再加牛奶、鸡蛋等，会加强蛋白质的弹性。这些特点显然和脆爽的口感背道而驰。所以，酥脆饼干不能加牛奶、鸡蛋、大豆粉，是低蛋白质食品——还不如馒头的蛋白质含量高。

那么为什么要加乳清粉呢？乳清粉是制作奶酪过程的副产品，含有营养价值很高的牛奶蛋白质。它在配料表的第6位上，添加量不大，所以不能改变产品蛋白质含量低的特点，但焙烤后它可以增加香气。

食用香精是个模糊的名称，没有细致地说明到底加了哪些成分。其实，食品工业中所用的香精通常都是复合产品，一种香型当中有十几种甚至几十种香味成分。消费者在食品中吃到的浓浓香气，基本上都是香精的功劳。比如说，如果你喜欢吃草莓夹心饼干，其实你只不过是喜欢草莓香精的香气而已。

当然，只有香气还不够，还要在颜色上面化化妆。焦糖色是食品中最常用的色素之一，生产商常常用它把食品装扮成巧克力风味或者咖啡风味。如果你爱吃褐色面包，或者褐色饼干，或者褐色蛋糕，其实95%的可能是你喜欢焦糖带来的颜色。如果你喜欢哈蜜瓜夹心的饼干，那中间的颜色很可能来自柠檬黄+亮蓝两种色素的组合，因为黄+蓝=绿；如果你喜欢紫葡萄夹心的饼干呢？那中间的颜色很可能来自苋菜红+亮蓝两种色素的组合，因为红+蓝=紫。

由此不难得出结论：

（1）饼干类是以面粉、糖、油为主料的食品，营养价值还不如馒头、米饭。

（2）为了达到酥香口感，其中所用的油脂以高饱和脂肪酸油脂为主，往往还含有反式脂肪，对健康不利。

（3）松脆口感依靠膨松剂的帮助，所用的泡打粉可能含铝，多吃对神经系统健康和骨骼健康是不利的。

（4）饼干类产品的颜色主要来自各种色素，不同的风味则主要来自香精。

选购的时候，最好能选口感不那么酥的饼干，至少这样的饼干能量低一些，对心脏的损害小一些。

看透水果干和蜜饯

在甜味食品当中，水果干一向受到青睐，因为它们是矿物质和膳食纤维的好来源。

美国人经常劝国民多吃美国大李子的果干，也叫西梅干，因为它富含抗氧化成分花青素，含钾非常丰富，纤维也特别多，对预防便秘、肠癌、心脏病等都有好处。无花果干也颇受推崇，它的钾和纤维含量比西梅干还要高。葡萄干、提子干、杏干等，都是美国营养学家赞赏的保健美容食物。

在中国也一样。传统的高营养水果干，恐怕要首推干枣了。它被中医所推崇，其中的钾、镁、类黄酮、维生素C等指标在水果干当中位列前茅。还有柿饼和橘饼，以及山楂干，都是有中国特色的水果干。它们的营养价值都很不错，而且各具保健价值。民间传统认为，柿饼素有润燥的作用，橘饼据说能止咳化痰，而山楂干则消脂肪、助消化。

不过，人们很容易把水果干和果脯蜜饯弄混。水果干是水果干制而成，浓缩了其中的多种营养成分。它们不加一点糖，也不含有添加剂。而果脯和蜜饯不是水果干制的，传统上要加入大量的糖来煮制。果脯只含糖，而蜜饯除了糖还含有不少盐。

如今的蜜饯，内容更是复杂了，其中不仅仅有水果、糖和盐，还有品种繁多的添加剂。看看超市里某个品牌的话梅肉，包装上标注的配料可真够丰富了：

鲜杏肉 / 白砂糖 / 食盐 / 奶油 / 柠檬酸 / 甜菊糖苷 / 阿斯巴甜 / 甜蜜素 / 甘草 / 香兰素 / 乙基麦芽酚 / 山梨酸钾 / 糖精钠 / 安赛蜜 / 苯甲酸钠

不看不知道，蜜饯类食品几乎就是各种甜味剂的大集合！白砂糖就不用说了。甜菊糖苷和甘草糖是天然植物中的甜味物质。阿斯巴甜是来自氨基酸的高效甜味剂，而甜蜜素、糖精钠和安赛蜜是货真价实的合成甜味剂。它们都没有什么营养价值。其中甜菊糖苷和甘草是植物中的天然成分，其他品种在正常使用量下是安全的。它们的甜度是蔗糖的几十倍甚至几百倍，只需加一点点就足够的甜。

同时，因为这些不是糖的甜味剂味道毕竟不那么“自然”，添加一种的时候口味不正；混在一起，和白糖配合使用的时候，效果才是最好的。

这么多的甜味物质，吃起来自然会令人发腻。于是需要添加柠檬酸和食盐，用酸味和咸味使味道变得诱人。

香兰素和乙基麦芽酚都是增香用的添加剂，它们能让甜味变得香浓诱人。乙基麦芽酚本是面包香气中的成分，而香兰素原是一种香草中的成分，有奶油糖的香甜气息。蜜饯类之所以味道超群，奥秘之一正在于这两种东西，而且只需要加极少一丁点。

山梨酸钾和苯甲酸钠则是两种最常见的防腐剂。通常水果类甜食的含糖量要达到65%以上才能在室温下长期保存。而蜜饯类加了那么多的高效甜味剂，白糖浓度肯定不能达标。那么，为了让话梅肉不长霉变质，只好加入防腐剂啦！

山梨酸钾是人体内的正常代谢产物之一，通常人们认为它是安全的。苯甲酸钠的毒性很低，按规定使用也没有发现明显危害；但过量使用可能带来副作用。话梅本来就不是大量吃的东西，成年人无须忧虑防腐剂的安全性问题。

总之，话梅之类小食品本来就是好吃的东西，不是营养的东西。其中糖分和甜味剂过多，对健康没有什么明显益处。由于它们食用量不大，偶尔食用时，不用担心食品添加剂的过量问题。但也应当注意，不应让孩子过多食用这些食物。因为孩子解毒能力比大人差得多，两三岁以内的孩子最好不要吃任何防腐剂，也不要吃香精和甜味剂。吃了蜜饯，再加上其他零食、饮料和点心中的同类添加剂，难免添加剂的总量过高，对儿童的健康发育有害无益。

最健康的巧克力长这样子

没有可可粉的所谓巧克力味产品，以及可可味的饮料，不仅没有任何健康效应，甚至有相反的作用。

某个电视节目中说，巧克力可以放心吃，根本不会令人发胖！某报纸则说，巧克力和糖果不一样，它对心脏有好处！到底是不是这样？什么样的巧克力才对人有好处？不妨来看看最新的研究报告。

美国的一项研究对不同的巧克力和可可饮料进行了实验，分别给身体偏胖的受试者吃味道苦涩的黑巧克力和不含可可粉的白巧克力，喝不含糖的苦味可可粉饮料、含糖的甜味可可粉饮料，以及含糖却没有可可粉的可可味饮料，然后测定他们身体指标发生的变化。

结果发现，喝了无糖可可饮料的人，血管内皮功能改善的作用最强，喝含糖的甜味可可饮料就明显差一些，但仍然比喝不含可可的饮料略好。从血压角度来说，吃无糖可可粉巧克力者，血压平均下降了2～3毫米汞柱；而吃白巧克力的人，血压不仅没有下降，反而有2～3毫米汞柱的上升。

研究者们认为，可可粉中味道苦涩的多酚类成分是巧克力健康效应的源泉。糖和脂肪都会降低可可粉的这种效果。没有可可粉的所谓巧克力味产品，以及可可味的饮料，不仅没有任何健康效应，甚至有相反的作用。

说到这里，综合健康效果和口味特色，人们就知道该怎样选择巧克力了。

买黑色的巧克力，颜色越深越好

可可粉是黑褐色的，所以白色的巧克力几乎不含有可可中的抗氧化物质，而淡褐色的巧克力所含保健成分也比较有限。巧克力的颜色越深，通常意味着其中来自可可的成分越多。

买可可含量超过60%的巧克力

所谓可可含量，是说其中来自于可可豆的成分有多少。目前我国市售巧克力，哪怕是公认的名牌，含可可成分都偏低，含糖量则高达

50%以上。这样的巧克力虽然甜美细腻，却谈不上保健功效。令人高兴的是，目前一些大超市里面有更健康的巧克力出售，可可含量从65%、72%直到90%，可以称得上是黑巧克力。但是这样的巧克力苦涩味重，甜味很淡，甚至完全不甜，大部分习惯把巧克力当糖果吃的消费者难以接受。

有人问：我已经认真看了包装上的说明，但目前市面上多数巧克力根本没写可可含量是多少，怎么选购呢？很简单。如果没写，就说明含量比较低。如果可可含量超过60%，这么大的一个优点，商家是不会不告诉你的！

买甜味淡而苦味浓的巧克力

真正的巧克力是味道苦涩的，而巧克力糖果则是甜味浓重的。研究已经证明，含糖过高会妨碍可可成分的保健作用，而苦涩味重证明抗氧化成分丰富。巧克力之所以可贵，正在于苦涩味的可可粉，而绝不是其中的糖和牛奶，也不是其中的精炼植物油和食品添加剂。所以甜味淡、苦味浓的才是有保健作用的巧克力。

买不含有“代可可脂”的巧克力

可可脂是巧克力中成本最高的原料。这种来自于可可豆的脂肪具有奇妙的口感，室温下呈现固态，在口中慢慢融化，而且口感十分香滑。一般来说，可可脂含量越高，巧克力的口感就越香醇柔美。

但是，目前人们已经能够用“氢化”的方法，把成本低廉的植物油变成口感近似于可可脂的“代可可脂”。一些低档巧克力，包括大部分巧克力糖，都喜欢加入一些代可可脂，以降低成本。代可可脂不仅没有什么营养价值，而且含有“反式脂肪”，对心脏是有害的。按我国相关规定，如果巧克力中含有5%以上的代可可脂，就要在包装上明显地标出“代可可脂”字样。

在购买低价巧克力和巧克力糖的时候，请好好看看标签，你买的究竟是巧克力还是代可可脂巧克力？它们的保健效果，可是截然不同的。

致命诱惑的香、酥、脆、软食品

在各种零食当中，有两类特别值得注意，那就是煎炸食品和焙烤食品。酥、香、脆或软是它们的致命诱惑。

这两种食物之所以诱人，很大程度上是因为大量脂肪令它们香脆可口。然而其中所用的油脂，常常是有损健康的。制作焙烤食品的油脂当中，往往少不了“氢化植物油”这种原料。它既含有反式脂肪酸，又含有大量饱和脂肪酸；而长时间煎炸的油，不仅也含有反式脂肪酸，同时也少不了脂肪氧化聚合或热分解、热聚合所产生的有毒物质。

含反式脂肪酸的脂肪（简称反式脂肪）的害处，又有了更多的实验证据。一项最新研究报告了对87000名妇女跟踪调查26年之后的结果，发现她们的反式脂肪摄入量越高，心脏病猝死的危险就越大。

脂肪是人体组织和细胞的组成成分。人体细胞生长、更新、修复所用的脂肪，就来自于每天吃进去的膳食脂肪。人人都能够想象到，如果建筑时用了劣质材料，房子质量一定很差，早晚会裂缝漏雨，严重时甚至坍塌。可是我们的身体呢？如果总是摄入有害的脂肪，必然给健康留下严重隐患。因此，尽管不是毒药，长期食用反式脂肪会让人的身体垮掉。所以，人们有理由尽量远离它。

问题是，焙烤食品当中，已经充斥着含有反式脂肪的配料，想买用天然植物油做的面包、用天然奶油做的蛋糕，已经成为一件相当困难的事情，就像想买到不含有亚硝酸盐的肉制品一样难。

酥脆饼干、酥香点心、蛋挞、甜面包圈，还有各种低档巧克力、香浓爆米花、冰激凌、奶糖、奶茶、低档巧克力糖，到处都可能看到反式脂肪的影子。因为氢化植物油的优点实在诱人——和传统油脂相比，它们便宜、方便、口感好、保存期还特别长，因为它们不易氧化变味，连细菌都懒得理它们。

即便没有使用氢化植物油，油炸也一样糟糕。油炸本身就会让好好的植物油产生反式脂肪酸。更要命的是，为了让一锅油能连续煎炸很长时间，必须使用那种特别稳定、不易氧化的油，而这种油必定是含有大量饱和脂肪酸的油，对血脂和血糖都没有什么好的影响。

所以，如果想好好慰劳自己一下的话，最好不要吃香酥小零食和小点心。假如你平日因为工作太忙而无法吃到足够蔬菜水果的话，那么就在稍微有点空闲的时候，特别是在假日当中，给自己好好做几餐真正的新鲜蔬菜，买点最优质的水果吧！这样的美食，能够抵消在外就餐的危害，让身体能够真正地休养生息。

反式脂肪的七宗大罪：

增加心脏病的危险，增加坏胆固醇，减少好胆固醇；

增加多种癌症的危险，因为它们会降低人体用来抵抗癌症的酶系统活性；

促进肥胖的作用比其他脂肪更大，而且强烈促进腰腹肥胖；

增加糖尿病的危险，因为它们会干扰胰岛素受体的功能；

降低免疫功能，使人体抵抗力下降；

妨碍人体对ω-3脂肪酸的利用，增加哮喘和过敏的危险；

降低人的生育能力，降低产生性激素所必需的酶系统的活性。

非油炸小食品一定健康吗

凡是松脆可口的食物，都很难避免高脂肪、高能量。即便号称非油炸，即便是以果蔬为原料，也一样需要高度注意。

除了坚果类之外，节日吃得最多的零食就是松脆小食品，包括薯片类、锅巴类，还有虾条脆条之类的膨化食品。因为人们对油炸食品的印象越来越差，这些食品的很多品种都号称“非油炸”，正如方便面经常号称非油炸一样。

油炸食品的确是不利健康的，但是非油炸的产品就一定有利于健康吗？就一定意味着是低脂肪吗？这也未必。

不少所谓非油炸的脆片食品，为了使其口感酥脆，往往要加入含有大量饱和脂肪酸的油脂，其中含有大量的棕榈酸或硬脂酸。电影院、小摊贩所售的爆米花应当是真正的非油炸食品吧？但是，它们会加入不少植物奶油，以增加酥脆口感和香气。在纯粹的膨化食品中，比如一些新品种的米花、杂粮米花当中，很多品种加入了大量氢化植物油。人们都知道，植物奶油是氢化植物油制成的，它们含有臭名昭著的反式脂肪酸。

那些迷人的虾条、脆条之类的膨化食品，是用挤压膨化方法生产的，不需要油炸。但这绝对不意味着是低脂肪。美味膨化食品的脂肪含量通常都在15%以上，少数产品甚至高达30%以上，比起油炸制成的锅巴和油炸方便面来毫不逊色。

一些小食品店烤制的红薯片、土豆片、芋头片之类，也有类似的问题。在烤制的时候，还是要加入不少油脂。这类产品的脂肪含量的确低于油炸薯片，却已经大大高于烤红薯、烤土豆。因为烤制温度超过140℃，同样会产生丙烯酰胺。

各种“蔬菜脆片”、“水果脆片”等食品，常常打着保健食品的旗号出售，它们又是怎样加工出来的呢？原来，它们是低温油炸的产品。通过抽真空的方法，可以降低油脂的沸点，让它在不到100℃的温度下就沸腾。由于温度较低，营养素的损失比较小，油脂氧化过程大大延缓，也不产生丙烯酰胺和苯并芘类致癌物。油炸到酥脆状态之后，再甩去表面上黏附的油脂，产品看起来清爽可人，一点没有油炸的痕迹，吃起来也是松脆可口，意犹未尽。

但是，也不要以为这种产品就可以像水果那样放心猛吃，因为毕竟也是油炸。温度低虽然比较安全，却往往会提高油炸食品的吸油量。所以，这类产品的油脂含量相当可观，通常为15%～30%。要知道，水果、薯类本身的脂肪含量，都在1%以下。

所以，凡是松脆可口的食物，都很难避免高脂肪高能量的麻烦。即便号称非油炸，即便是以果蔬作为原料，也一样需要高度注意。在节假日，少量吃一点松脆小食品是快乐的事情，若因为一个概念炒作而安慰自己，放纵自己，大量、尽情地吃，就不太明智啦。

选购营养价值高的糖果

在糖果类当中，营养价值最高的是巧克力糖，它的蛋白质含量能达到4%～5%，已经是糖果类的冠军了，而优质巧克力糖的含糖量一般不高于55%。

糖果是人们从小就喜欢的一类零食。虽然吃的数量不多，但那种甜美的感觉令人难忘，父母也会时常给幼儿买一点糖吃。

糖果的主要特点，就是甜味糖的含量非常高，主要包括白糖（蔗糖）、葡萄糖、果糖和麦芽糖。糖果的营养价值不高，却能升高血糖，也都有升高血脂的风险。糖果中的糖多到什么程度呢？多数在85%以上，高的能达到98%左右。也就是说，糖果类除了糖之外，只有很少的一点果汁或咖啡粉等配料，主要的香味来自于香精，花花绿绿的颜色则来自于色素，绝大多数产品都使用的合成色素。

在糖果类当中，营养价值最高的是巧克力糖，它的蛋白质含量能达到4%～5%，已经是糖果类的冠军了，而优质巧克力糖的含糖量一般不高于55%。其中钾含量很高，也是普通糖果所难以比拟的。

另一类营养价值较高的产品是酥糖、花生糖或芝麻糖，也就是含黄豆、花生、芝麻的糖。它们含有较大比例的坚果、果仁或芝麻，营养价值自然也就高于普通的糖果。坚果、果仁和芝麻的比例越大，营养价值就越高。

有些读者会着急地问：你怎么没有说到牛奶糖呢？难道其中没有牛奶吗？这个还真要好好看看食品标签。有些产品是用牛奶加糖制造牛奶糖，这样的产品虽然含糖量高于65%，但营养价值确实高于普通的糖果。这样的产品，标签上会注明：白糖、奶粉、香兰素等。但另外一些产品就不然了，你可能在配料表上找不到牛奶、奶粉这些字样，看到的却是“奶精”之类的字样，说明里面压根就没有牛奶，而很可能含有反式脂肪酸。也可能其中写着奶粉字样，但是不在第一位或第二位，而是排在非常靠后的位置，这说明，里面所含的奶粉微乎其微，只是幌子，而是用奶精来充当牛奶。

即便是知名品牌，甚至国外的品牌，做出来的糖果也未必营养价值更高。比如说，一些进口太妃糖、咖啡牛奶糖现在都用奶精来制作。相比之下，倒是我国传统的那些花生酥糖、芝麻糖、花生牛奶糖等原料实在，营养价值更高。

说到怎样选择糖果才合算，不妨看看一位网友给我的留言。

晴空里的飞絮：昨天晚上去超市购物，看见某品牌的花生牛轧糖在做促销。这个品牌的牛轧糖有一种454克的大包装，还有一种227克的小包装，二者外观很相似，只是分量有区别。超市做促销的是454克的大包装，标价8.5元,而小包装的虽然只有227克却仍然卖7.9元。如果不仔细看标签,肯定会觉得这种大包装的促销品划算多了。

因为经常看姐姐的文章，现在也养成了看食品标签的习惯。我仔细比较了一下二者的配料表，发现促销的454克糖的主要配料是牛奶、白砂糖、植物奶油、奶油香精等，而小包装的227克糖的配料是牛奶、白砂糖、奶油、奶油香精。

我想，之所以超市用大包装的做促销，肯定是大包装的成本便宜些，里面添加了植物奶油。如果我没有看过姐姐的文章，肯定会选择促销大包装的。而现在我选择了小包装的糖。

我知道吃糖果不好，可是我的宝宝特别爱吃，所以我每天都会发一颗给她。我担心一点不给她吃，她会偷偷自己买低品质的糖果吃，因为外面的小店里那种五花八门的糖实在是太多了，而孩子是不知道怎样作出正确选择的。

特别欣慰的是，我昨天让女儿找这两种糖配料有什么不同，她很快就找到了植物奶油这个词汇，并且说植物奶油是不好的。看来我平时对她的食商教育有一定的成效哦！

小心身边的“反营养物质”

事实上，富含“反营养物质”的食物，其营养价值通常都较低。所以，在人们摄入大量“反营养物质”的同时，身体所需的营养素往往也处在不足状态，真是雪上加霜！

阅读一本翻译过来的健康书籍时，遇到了一个词汇：“反营养物质”。这到底是一些什么物质呢？这些物质有什么坏处呢？哪些食物中有反营养物质呢？

这里所说的各种“反营养物质”，是一个新的概念，是说加工食物中加入的一些物质，如果这些物质的摄入量高，不仅妨碍营养吸收，而且增加慢性病的危险，降低人的寿命。这个概念，虽然看起来英文词汇是一样的，其实与天然食品中的单宁、多酚、植酸、胰蛋白酶抑制剂、硫苷类物质、某些生物碱等天然“抗营养物质”的含义大不相同。

天然的“抗营养物质”虽然有妨碍某些营养素吸收的问题，但它们本身也有一些好的作用，往往同时被看做食物中的保健成分。只要膳食调配得当，就不会对人体健康产生不良影响。

比如说，粗粮、豆类和蔬菜中的单宁、多酚、植酸都妨碍矿物质吸收，但它们也有强大的抗氧化作用，对预防癌症、糖尿病和心脏病都有帮助。只要在膳食中适量增加一些动物性食品，再增加一些富含维生素C的果蔬，就能弥补铁、锌等元素吸收不足的问题。

大豆中的胰蛋白酶抑制剂虽然妨碍蛋白质的吸收，但它也是非常强的抗癌物质；只要经过足够的加热，使大部分胰蛋白酶抑制剂失活，就可以避免它的不良影响。再说，目前绝大多数人的膳食中根本不缺乏蛋白质，即便残留百分之几的胰蛋白酶抑制剂，降低一点蛋白质的吸收率，也并不会带来明显的营养问题，甚至还可能对癌症预防有帮助。

萝卜、菜花等十字花科蔬菜中的硫苷类物质妨碍碘的吸收利用，对缺碘的人来说，会增加甲状腺肿的危险；但在不缺碘的情况下，它们的防癌作用受到人们更大的重视。

反营养物质则完全不同，它们不是天然物质，没有保健作用，基本上是存在于加工食品中，不能通过加工除去，而是人们在食品加工过程中故意添加进去的。这些物质可能让食品颜色更漂亮、口感更吸引人，但对预防慢性疾病有害无益。

目前，人们最关注的“反营养物质”包括以下几种：

（1）反式脂肪：主要存在于含氢化植物油配料的食品，特别是焙烤食品、油炸食品和甜点、冷饮、奶茶当中，能让食品保质期延长，口感更酥脆或更柔软。它们是一类异常的脂肪酸，会干扰体内正常的脂肪酸平衡，增加肥胖、心脏病、糖尿病、老年痴呆和儿童神经系统发育障碍的危险。

（2）磷酸盐：存在于可乐、多种甜饮料、加工肉制品、淀粉制品等中，能让食品口感改善，保水性更强。它们严重干扰钙、镁、铁、锌等多种矿物质的吸收，促进其排出。摄入过多的磷酸盐，会增加骨质疏松和贫血的危险，对预防高血压、心脏病也同样不利。

（3）铝：常常存在于煎炸食品、膨化食品、泡打粉、水发海蜇和粉丝粉条等淀粉制品中，能让膨化、煎炸食品松脆或疏松，能让淀粉制品口感筋道。过多的铝妨碍多种矿物质的吸收，抑制免疫系统，导致神经系统功能紊乱和大脑组织的损伤，抑制骨骼的发育。

（4）合成色素：存在于各种颜色美丽的零食、甜点、饮料中，使颜色更加逼真诱人。部分合成色素能与多种矿物质如锌、铬等形成人体难以吸收的物质，从而加剧微量元素的缺乏。有研究显示，这种状况会加重儿童的行为异常和认知障碍，如注意力不能集中、多动、攻击、学习困难等。

如果膳食中含有大量“反营养物质”，说明膳食质量较低，不仅营养素缺乏的危险较大，而且心脏病、糖尿病、癌症等危险都会加大。事实上，富含“反营养物质”的食物，其营养价值通常都较低。所以，在人们摄入大量“反营养物质”的同时，身体所需的营养素往往也处在不足状态，真是雪上加霜！

不妨想一想，你的膳食中，是否也让这些反营养物质占据了一席之地呢？特别是对正在生长发育、解毒能力又不健全的幼儿来说，其危害会更大。让孩子远离它们，自己也远离它们，才是明智的选择！

被反式脂肪包围的生活

反式脂肪让人长胖的“能力”是正常不饱和脂肪酸的7倍，即便每天吃的能量不超标，常年吃它也会让人腰腹堆积肥肉。

自从中央电视台讨论了有关“反式脂肪”的话题之后，在社会上引起了强烈反响。很多人都问：这是个什么东西？毒性有多大？哪儿来的？怎么才能远离它？国家为什么不出台措施禁止这种东西？食品这么不安全，到底还能吃什么……

所谓“反式脂肪”，先要分成两类。一类是天然的，一类是人工制造出来的。天然的就是牛羊肉和牛羊奶中的反式脂肪，含量不高，而且经研究证明并没有什么危害。另一类是在油脂的加工和烹调当中产生的反式脂肪，它们的坏处已经有充足证据，可以说是板上钉钉。所以，咱可不能委屈了牛羊肉，也不要拒绝纯牛奶和纯奶酪。

很多人会问了，这么坏的东西，干吗要生产出来啊？人工制造的反式脂肪又分成两类，即有意生产出来的，以及无意产生的。

“有意生产”反式脂肪开始于1910年。1869年，化学家们发现了让液体的植物油变成固态油脂的“油脂氢化技术”，而1910年，这项技术变成了一个产业。欧美国家很快就开始接受这种油脂，因为第一、二次世界大战让黄油供应短缺，用油脂氢化的技术能轻松生产出类似黄油的半固态油脂，做出的“植物奶油”可以乱真。氢化技术可以人工控制产品的软硬度，让液体的大豆油可以变成猪油的硬度，或者黄油的硬度，或者是椰子的硬度，或者是石头的硬度。这些产品还可以与其他配料调配在一起，做成种种口味迷人的食品原料，比如焙烤业离不开的起酥油，在各种冲调粉末产品中大行其道的奶精等。

问题是，如果氢化过程不完全，或者说，产品不是石头那么硬，那么其中或多或少地会含有“反式脂肪酸”，简称为“反式脂肪”（trans fat）。

另一类“无意产生的”反式脂肪，是在油脂的加工或烹调过程当中产生的。只要是液态的油脂，都富含各种“不饱和脂肪酸”。这些脂肪酸本来是弯曲的形状（天然的“顺式”状态），但在高温状态下，它的“打弯”部位就可能会扭动，倾向于转变成类似直链的状态，就是所谓的“反式”状态。油脂在精炼过程中的“脱臭”处理常常会用到200摄氏度以上的处理温度，这时候就会产生少量的反式脂肪酸。同时，在180摄氏度以上长时间加热，比如油炸、油煎等过程当中，都会产生反式脂肪酸。加热的时间越长，产生的反式脂肪酸就越多。所以说，很多餐馆厨房都是反式脂肪的生产车间，因为那里的油要反复加热很多次，反式脂肪和苯并芘都越来越多。

又有人问了：为什么这样的坏东西能流行全球啊？

到了1950年，每个美国人每年消费近4公斤人造黄油。在20世纪60—70年代当中，氢化植物油产品在美国更加流行。因为当时美国人对胆固醇深恶痛绝，而氢化植物油因为来自于植物，它完全不含有胆固醇，还比黄油便宜很多。很多人都高高兴兴地用它替代黄油，烹调食物，涂抹面包，制作冰激凌和各种点心。食品生产厂家觉得氢化植物油不仅便宜，还有个额外好处，那就是特别不容易坏，能延长食品的保质期。这其实就是微生物都讨厌这些食品，在营养这么差的东西上很难繁殖起来（微生物可清楚什么东西营养好了，人倒是比较愚昧）。

这种欢乐在中国一直持续到2000年以后，那时候我曾经看到央视广告上某著名品牌的汤圆骄傲地宣称馅料里“使用植物奶油”。

然而，从1956年开始，关于反式脂肪的负面报告不断出现。一份著名的研究报告对心脏病死亡患者的身体成分进行分析，发现其中的反式脂肪酸比健康人明显高很多。20世纪80年代之后，人们越来越认识到，这个不含胆固醇的油脂可能不是好东西。陆续出现的大量研究报告逐渐揭开了它的狰狞面目——它比猪油坏，它比胆固醇可怕！它会降低“好胆固醇”，升高“坏胆固醇”；它还会促进动脉硬化、诱导血栓形成，让心脏病的危险大幅度上升。一项调查发现，反式脂肪在膳食总能量中的比例每上升2%（相当于每天吃4克），冠心病的危险就会上升23%。专家的一致结论是，反式脂肪没有什么最低无害剂量，人体根本不需要它，吃得越少越好。大量吃含反式脂肪的食物，和慢性自杀无异。

在灵长类动物中的长期研究发现，反式脂肪让人肥胖的“能力”是正常不饱和脂肪酸的7倍，即便每天吃的能量不超标，常年吃它也会让人腰腹堆积肥肉。研究还发现，反式脂肪会降低胰岛素敏感性，强力促进糖尿病的发生。它还与大脑提前衰老有关，会促进老年痴呆的发生。

年轻人总觉得以上这些疾病离他们太远，但研究发现，反式脂肪酸对各年龄段的人都有害处。对孩子，它会干扰必需脂肪酸的利用，并造成中枢神经系统发育障碍；对年轻人，它会造成生育能力下降，导致不孕率上升。

问题是，人们已经被含有反式脂肪的各种加工食品团团包围。酥脆饼干，曲奇，蛋挞，派，各种休闲点心，各种酥香面点，各种煎炸食品，起酥面包，巧克力布丁，巧克力热饮，巧克力酱，花生酱，植物奶油，冰激凌，奶茶，巧克力糖，奶油糖果，装饰在蛋糕顶上的“鲜奶”，各种速冲的糊粉，甚至某些能冲出浓汤的粉状汤料等，不知多少食品或多或少地含有反式脂肪，因为这些食品都热衷于使用来自氢化植物油的各种“美味配料”。

由于氢化油对健康的极大损害，有人把油脂氢化技术发明的那一年列入“人类灾难日”之一。各国科学界和广大国民都感到不能再坐以待毙。于是，丹麦政府2002年便制定法规，规定作为食品配料的油脂当中反式脂肪含量不能超过5%，2003年又把这个规定降到2%。2003年，美国FDA宣布要在2006年强制标示包装食品中的反式脂肪含量。随后，加拿大、荷兰、瑞典、德国等国家也规定食品必须标注反式脂肪。2006年，纽约市政府通过法规，要求在餐馆和加工食品中禁用含有反式脂肪的油脂。2007年，韩国要求加工食品降低反式脂肪含量。2009年，日本表示将要把反式脂肪纳入食品标签。我国香港地区和新加坡也要求分步骤标注反式脂肪含量，并限制油脂原料的反式脂肪含量。可以说，反式脂肪在国际上已经到了“人人喊打”的程度。

据我国科学家的调查和测定，市售油脂中很多品种的反式脂肪酸含量超过2%，有的氢化油产品高达40%以上。加工食品中反式脂肪超过2%的品种也非常多，其中以派类、酥脆饼干、曲奇、威化饼干、巧克力蛋糕、零售奶茶等含量最高。

我的学生在对焙烤食品的调查中发现，含反式脂肪的配料如"氢化××油"、"植物起酥油"、"代可可脂"等已经广泛用于焙烤食品，而这些配料的标注却极其混乱。总共调查的729个产品中，仅12个有反式脂肪酸标注，所占比例仅为1.65%。很多产品的配料表上写着"精炼植物油"、"食用植物油"、"植物油"、"高档奶油"、"黄奶油"、"蛋糕油"、"酥油"、"酥皮油"、"麦淇淋"等让消费者一头雾水的词汇，使消费者无法知道其中是否有含反式脂肪的配料。

另一个学生在60家餐馆厨师中所做的调查发现，70%的厨师承认在制作面点类食品的时候会用到固体油，过去用猪油，而目前主要使用含有氢化植物油的人造奶油、起酥油等产品。厨师表示，不用固体油，面点的口感就很难保证。可见，反式脂肪已经广泛用于餐馆烹调中。

如果在每一种包装食品和餐饮食品中检测反式脂肪酸的含量，成本非常高，在我国国情下操作起来也比较难。不过，如果从源头把关，把那些含有反式脂肪酸的油脂配料严格管理起来，规定其最高限量，操作起来就容易得多。油脂工业专家表示，已经掌握了降低反式脂肪酸含量的技术，可以生产出多种反式脂肪酸含量低、口感又同样理想的油脂。

很多人忧心忡忡地说：我们还能吃什么？其实，远离反式脂肪的方法很简单：老老实实地自己买菜做饭。新鲜蔬菜、水果、粮食谷物、肉蛋中，不含人造的反式脂肪。用蒸煮炖和焯拌等传统烹调方法，也不容易产生反式脂肪。

最令人庆幸的事情是：反式脂肪含量高的那些食品，正好都是营养价值低、高能量、高脂肪的食品。一辈子不吃它们，对健康有益无害，丝毫不必感觉遗憾。如果真的害怕反式脂肪，那就让我们远离甜点、奶茶、休闲食品和煎炸食品，少买各种点心和饼干，多吃家人制作的传统三餐，回到新鲜天然、均衡营养的健康生活中来吧！

第七章

远离形形色色的饮料

看似时尚的甜饮料，几乎是各国营养学家最为反感的一类食品。为什么在各种含糖食品当中，甜饮料最让人担心呢？因为甜饮料喝起来和水一样，无声无息，很难控制数量。

常听人们说“我喝凉水也长肉”。但是，甜饮料可不是凉水啊，其中的糖非常多。因为甜味是人最不敏感的一种味道，要加到4%以上，才会有淡淡的甜味；8%以上，才有满意的甜味。如果饮料喝起来酸甜适口，那么糖分就会达到10%以上。

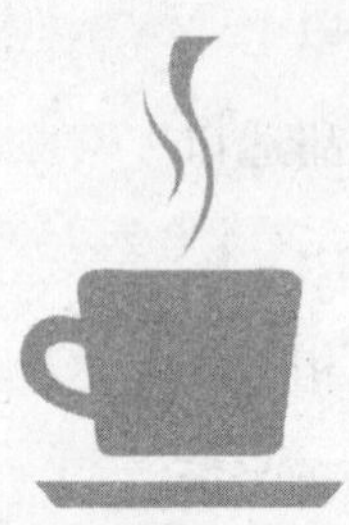

甜饮料里有什么

低糖饮料感觉不太甜，但也有4%的糖。比如说，喝1瓶500毫升的低糖茶饮料，会喝进去20克糖。2瓶下来，所含能量就相当于半碗米饭了。

说到饮料，人们自然而然地都会想起各种甜味的饮料。若说饮料没有味道，总觉得很是奇怪。比如说，自己在家喝茶，就不认为是在喝一种饮料。

其实，这种想法才是非常奇怪的。饮料是人们在三餐之外为了补水而喝进去的液体，可以是白水，可以是不甜的茶，可以是苦味的黑咖啡，没有任何人规定饮料必须是甜味的。

直到30年前，中国人都很少接触“饮料”这个词汇。在大城市中，除了橘子汽水和酸梅汤之外，很少有甜味的饮料。吃饭时喝饮料，也是极其匪夷所思的事情。传统中国饭桌上，除了汤和粥，只有茶水、白开水和绿豆汤。但是，就在20世纪90年代的改革开放潮流里，餐馆里仿效西方国家，开始供应甜饮料。从此之后，饮料泛滥成灾，一发而不可收拾。

然而，这个看似时尚的甜饮料，几乎是各国营养学家最为反感的一类食品。为什么在各种含糖食品当中，甜饮料最让人担心呢？因为甜饮料喝起来和水一样，无声无息，很难控制数量。

常听人们说“我喝凉水也长肉”。但是，甜饮料可不是凉水啊，其中的糖非常多。因为甜味是人最不敏感的一种味道，要加到4%以上，才会有淡淡的甜味；8%以上，才有满意的甜味。如果饮料喝起来酸甜适口，那么糖分就会达到10%以上。

比如说，喝一罐355毫升的可乐饮料，其中含有38克糖，相当于吃将近半碗米饭的能量。可是，谁会在喝饮料的时候感觉自己吃了半碗米饭呢？如果喝一瓶1250毫升的大可乐，吃进去的糖相当于一碗半米饭的量呢！

低糖饮料感觉不太甜，但也有4%的糖。比如说，喝一瓶500毫升的低糖茶饮料，会喝进去20克糖。2瓶下来，所含能量就相当于半碗米饭了。

可是谁会觉得喝饮料是在大碗吃饭呢？觉得只是喝了点凉水而已，一点都不觉得饱。问题是，喝甜饮料绝对不是喝凉水而已，是大勺吃糖呢。这个糖一部分是蔗糖（白糖），更多的是果葡糖浆（来自玉米淀粉或大米淀粉的一种糖浆，主要成分是果糖和葡萄糖），但无论是什么，它们都是糖，人体都能吸收，都含有同样多的能量。

除了糖之外，甜饮料里面还普遍含有磷酸盐，含有甜味剂，含有香精，含有合成色素，这些成分过多摄取时对健康有害无益。至于其中常见的增稠剂，以及添加进去的维生素，都是安全无害的。

负营养食品：碳酸饮料

可乐等甜饮料带来的肥胖问题已经尽人皆知，可乐中咖啡因对健康的影响也令人忧虑。然而，可乐对人体钙平衡的影响仍被许多消费者所忽

视。由于可乐市场的主要营销对象是儿童和青少年，这个问题显得更加严峻。

在甜饮料当中，最坏的说得上是可乐饮料了。

美国人每年平均消费212升可乐。从其中，他们得到的是什么呢？每听可乐含有38克白糖、150千卡的热量、30～55毫克咖啡因、30～40毫克磷，还有焦糖色素。

肥胖

每日摄入2罐碳酸饮料，便不知不觉吃下去70克白糖，带来280千卡的热量。如果每天不增加运动量，也不减少三餐食量，那么3个月中多摄入的热量相当于增加脂肪2.8公斤。

营养价值低，可能造成营养不良

碳酸饮料几乎不含糖以外的营养成分，绝对不能代替水果蔬菜、米饭馒头和肉蛋奶的营养。喝完碳酸饮料之后感觉胃中饱胀，对胃容量小的儿童来说更是如此，那么喝碳酸饮料无形间会减少三餐中营养丰富食品的摄入量，降低了膳食的质量，甚至导致营养缺乏症。一些年轻父母放纵幼儿大量饮用碳酸饮料，往往导致多种营养素缺乏，儿童生长发育受阻。

妨碍矿物质吸收

可乐等甜饮料带来的肥胖问题已经尽人皆知，可乐中咖啡因对健康的影响也令人忧虑。然而，可乐对人体钙平衡的影响仍被许多消费者所忽视。由于可乐市场的主要营销对象是儿童和青少年，这个问题显得更加严峻。

多数甜饮料和果汁的酸味来自柠檬酸等有机酸，这些有机酸无碍矿物质的吸收；然而，可乐中的酸味主要来自磷酸，这也是它淡淡涩味的主要原因。人所皆知，磷酸是一种中强酸，与金属离子具有很强的结合能力，而磷酸盐的溶解性很低。在消化道当中，磷酸会降低钙、铁、锌、铜等多种微量元素的吸收利用率。

如果每天饮用2罐可乐，便多摄入了60～80毫克磷和76克白糖。可乐中含大量糖分和磷，它们会导致尿钙流失增加，从而威胁到骨骼的健康。

美国在4000多名4～17岁儿童中进行的两项营养调查中发现，34%的幼儿和63%以上的青少年饮用可乐，其中1/3的男青少年每天饮用3罐以上的碳酸饮料，而他们饮用果汁和牛奶的数量则因为可乐的增加而下降。这意味着矿物质和维生素的摄入减少，进一步加剧了钙缺乏的问题。

可见，长期大量喝可乐，将使骨骼生长中的儿童少年无法有效吸收和利用食物中的钙，从而导致骨骼密度峰值下降。35岁以后，人体的骨骼密度逐渐下降，骨钙流失加剧。如果年轻时的骨骼密度峰值较低，就意味着比其他人更早发生骨质疏松。

哈佛大学的一项人体研究证实，饮用可乐饮料的女孩在运动中发生骨折的概率比不饮可乐的女孩高5倍。动物实验也证实，可乐中的磷的确可以引起长期的骨钙流失。研究者忧心忡忡地说：青少年做事的时候可以不考虑未来，可是等他们人到中年，因为过量饮用可乐同时发生肥胖和骨质疏松问题，他们脆弱的骨骼不堪重负，又该怎么办？

损害牙齿

俄亥俄州牙医协会在2003年的一次新闻发布中指出，除了妨碍钙吸收之外，可乐等碳酸饮料中的酸对牙齿的珐琅质具有腐蚀作用，从而促进龋齿的发生。可乐的pH低达2.5左右，比醋还要酸很多（醋的pH通常在3.5左右）。可乐能除锈、去卫生间污垢，正是因为它的酸性很强。在可乐中所含磷酸的腐蚀下，牙齿表面的珐琅质只能抵挡几分钟。

增加食管癌危险

冰镇碳酸饮料之所以受到人们的欢迎，是因为它含有大量二氧化碳气体，进入人体后通过打嗝带走肠胃的热量，使人们感觉清爽而凉快。然而，二氧化碳本身对人体有害无益，可能会增加血液中的二氧化碳含量，不利营养素的转运。同时，从防暑降温和为身体补充水分的效率来说，碳酸饮料远远不及茶水、酸梅汤、柠檬水、绿豆汤和淡豆浆。

2005年，很多媒体还曾报道有关饮用碳酸饮料与食管癌发病率增加有关的研究结果。印度医学家发现，凡是碳酸饮料消费量大的人群，食管癌发生率都有增加，这意味着碳酸饮料和食管癌的发病有某种必然联系。一些医生推测可能是二氧化碳的压力使胃酸逆流进入食管，从而刺激食管，促进食管癌发生。

增加糖尿病风险

碳酸饮料促进肥胖，也就会间接增加糖尿病、脂肪肝、心脑血管疾病的风险。美国营养学家一直呼吁沉迷于碳酸饮料的大众：只要把碳酸饮料换成白开水或自制柠檬水，生活就会健康许多，健康必定为之改善。美国最新资料表明，每天喝1瓶以上可乐，会让糖尿病发生的危险提高80%！

“减肥可乐”等号称低能量的碳酸饮料并不能称为健康饮料，因为其中仍然含有二氧化碳和咖啡因，仍然含有磷酸，而且其中合成甜味剂的安全性也受到不少质疑。

可以肯定的是，患有消化道疾病的人和胃肠功能不良者应当严格控制充气饮料，幼儿更是要尽量远离这类饮品。目前的忠告是，如果成年人一定要喝的话，建议避开用餐前的时间，而选择两餐之间，每天以不超过1罐为宜。

甜饮料会让人变笨吗

那些冰过之后喝起来很爽的清凉饮料，千万不要一瓶又一瓶地享用。

因为，或许就在你的畅饮之中，大脑的记忆力正在悄悄地下降。

说到喝甜饮料过多的坏处，一般都是担心能量过多，促进肥胖；或者是担心糖分会消耗人体当中的B族维生素，引起体内维生素不足，从而降低体能，令人疲倦。

不过，人们有没有想过，甜美的清凉饮料还可能会使人变笨呢？这个说法还真不是杞人忧天，因为已经有动物实验提示，清凉饮料当中的果糖有这种作用。

美国乔治亚州的神经科学家把大鼠分为两组，一组饲喂高果糖饲料，另一组饲喂含同样能量的玉米淀粉饲料。然后，科学家们对大鼠进行训练，把它们放进水池，让它们在各种提示下，学会找到水池中的一个水下平台。两组大鼠都很快学会找到那个平台，然后停在那里休息。这说明，它们具有很好的学习能力。

过两天之后，研究者把水下平台撤掉，但各种提示不变，看看大鼠们现在是否还记得那个地方。结果发现，喂玉米淀粉的那一组老鼠还记得平台的位置，它们总是向那里游去。而喂果糖的那一组老鼠好像根本不记得那里有个平台的事情。

研究者分析说，这可能是因为饲喂高果糖大鼠存在胰岛素抵抗的缘故。此前已经有研究发现，有胰岛素抵抗的仓鼠当中，大脑的海马区域功能受到了损害，而这个海马区域正好是负责学习和记忆的部位。所以，如果经常摄入会降低胰岛素敏感度的食物，比如高果糖食物，就有可能会损害动物的学习记忆功能。

在食品中，果糖的主要来源就是清凉饮料，因为它们往往用高果葡糖浆来调味。由于果糖在低温下甜度会增加，它会给人以清凉愉悦的美感。在水果中，富含果糖的品种是西瓜和葡萄，其中果糖和葡萄糖大概是1：1的比例。人们日常食用的蔗糖，在消化之后也会变成1：1的果糖和葡萄糖。大量摄入这种比例的糖会给大脑的学习功能带来什么影响呢？研究者表示，还要继续研究下去。

很多人以为，果糖不会明显升高血糖，是一种优点，甚至推荐糖尿病人吃富含果糖的食物。这是一种已经过时的观念。近年来的研究证明，果糖的麻烦很多。它不受胰岛素水平的影响，绕开了食欲控制的机制，不能产生明显的饱腹感，很容易让人吃得过量。尽管不升高血糖，却会进入肝脏直接合成脂肪。如果摄入过多果糖的话，可能会引起胰岛素敏感性下降，并促进脂肪肝的发生。

所以，那些冰过之后喝起来很爽的清凉饮料，千万不要一瓶又一瓶地享用。因为，或许就在你的畅饮之中，大脑的记忆力正在悄悄地下降。

饮料带来的结石风险

美国人之所以肾结石发病率极高，很可能是因为碳酸饮料喝得过多，加上肉吃得过多，钠摄入量也过高，使尿钙排泄量特别大。

酷暑时节，闷热难当，挥汗如雨，不仅带来中暑的危险，还惹来另外一个麻烦——肾结石的高发。在我认识的朋友中，有三个人患过肾结石，两个人患过尿道结石。经历过那种剧烈的疼痛之后，他们在夏季都格外小心，非常注意多喝水。

作为常识，人们都知道，喝水少、出汗多、排尿少就容易患上肾结石。多喝水，喝白水，会稀释尿液，减少难溶盐类在肾脏和尿道中发生沉淀而形成结石的危险。

一般来说，喝水的多少可以用尿液的颜色来评价，如果尿液浓缩而深黄，则说明喝水少；如果颜色很浅，说明喝水足够多。但服用复合B族维生素片，会让你的尿液变黄，妨碍这种判断。

据说每年有超过100万人患肾结石。中国人的肾结石发病率也在不断上升，特别是在青年男性当中。为什么会有这样的情况？有人推测，可能和饮食习惯的变化有关，其中饮料的选择也是一个重要因素——喝白开水帮助预防结石，喝甜饮料却会有反作用。

原来，凡是妨碍钙利用、促进钙流失的因素，也都是促进肾结石形成的因素。这是因为，在钙排泄增加的情况下，尿里面的钙含量就会增多，那么它们和草酸形成沉淀的危险也就会增大。如果钙能够很好地被人体利用，并转移到骨骼和其他它们该去的地方，尿中含量少，反而不容易发生结石。这就能够解释，为什么很多人一边缺钙，一边还患上肾结石。

遗憾的是，饮料中的糖、磷酸盐、咖啡因等成分，都是促进钙排泄的因素。研究发现，不论正常人或结石病人，在食用100克蔗糖，2小时后去检查他们的尿，发现尿中的钙和草酸浓度均上升了。磷酸盐妨碍钙的利用，咖啡因促进钙的排泄，这都是地球人熟知的事情。此外，过多的钠（比如食盐、小苏打、味精中都有钠）也会促进钙的流失。

各种充气碳酸饮料都是磷酸盐和糖的大户。人们日常所爱喝的果汁饮料中，不仅含有相当多的糖，大部分还添加了磷酸盐以改善口感。提神饮料和咖啡中更是含有大量的咖啡因。茶饮料也是如此，茶中含有少量草酸和咖啡因，而茶饮料也常常添加磷酸盐。

另一个值得人们小心的事情，就是维生素C饮料了。维生素C在人体中的代谢终产物之一是草酸盐，也会促进尿酸的排泄，所以过多的维生素C也有增加肾结石的危险。如果吃水果蔬菜，大可不必担心，因为维生素C含量不会过高，而且果蔬中的草酸本身更值得关注。大量喝维生素C饮料则不然，一瓶就能喝进去好几百毫克的维生素C，相当于果蔬中数量的10倍以上。如果每天都喝几瓶，长此以往，每天摄入维生素C的量就会大大超过1000毫克的最高限量，这种危险不可忽视，特别是对于那些有肾结石病史的人。

所以，夏天里补水防结石，应当以喝白开水、矿泉水和淡茶为主，各种甜饮料虽好，但千万不要让喝甜饮料成为补水的主要方式。其中最要小心的就是以可乐为主的碳酸饮料。

很多美国专家怀疑，美国人之所以肾结石发病率极高，很可能是因为碳酸饮料喝得过多，加上肉吃得过多，钠摄入量也过高，使尿钙排泄量特别大。有医生发现，不少年轻的肾结石患者都特别喜欢喝饮料，甚至用饮料替代白开水，每天痛饮好几瓶。这样的教训，一定要记取啊。

瓶装饮料里有大学问

绝大多数人都知道，可乐不健康，碳酸饮料不好。可是，那些包装上画着水果蔬菜的饮料，真的就货真价实吗？不仔细看看食品标签还真不行。

果汁饮料不是果汁

有朋友问，我喝的是果汁，应当比较健康吧？我查看了产品的标签，发现上面第一位原料写的是水，第二位才是果汁，还有糖、柠檬酸、磷酸盐、香精、色素等。我告诉她：这不是纯果汁，而是果汁饮料。标签上明明白白地写着：原果汁含量≥10%。也就是说，只有10%是水果的营养，其他都是勾兑出来的。纯果汁必须是100%来自果汁的产品。

果醋饮料不是果醋

果醋饮料也是一样。人们以为自己喝的是酿造果醋，其实仔细看看标签就知道，里面真的果醋含量也很低，有的只有5%而已，大部分内容都是调配出来的，而且糖含量比一般甜饮料还要高。所以，它们根本就说不上比其他饮料更健康，更谈不上能帮助减肥了。

茶饮料要选不甜不香的

那么，茶饮料又怎么样呢？它们的内容良莠不齐。有些是真茶叶浸泡提取而成，有些则是用茶多酚和茶味香精勾兑出来的。饮料的颜色发褐不能代表来自茶叶的成分比较多，因为仔细看看标签就知道，很多产品加了焦糖色素。这种色素是褐色的，加得足够多就是接近黑色，比如可乐的黑色就是焦糖色素的杰作。那些茶叶浸泡出来，没有加一点糖和香精，味道也不甜的茶饮料最值得购买。

维生素C饮料糖分太高要小心

还有人问，那些号称营养价值相当于几个橙子或者柠檬的维生素C饮料怎么样啊？它们可是挺贵的。这些饮料的确加了不少维生素C，但水果中除了维生素C还含有多种保健成分，比如钾、镁、多种类黄酮、多种胡萝卜素、膳食纤维和一些微量的保健成分。这些好处，都是维生素C饮料所不能提供的。再说，这些饮料中糖分普遍过高。

要吃饮料里的合成维生素C，不如直接吃粒维生素C片，100毫克才3分钱。所以，饮料相当于多少水果的说法，只是一种商业“忽悠”而已，切勿信以为真。

运动饮料选低糖品种

相比而言，含有多种维生素和矿物质的低糖运动饮料营养价值略高一些。如果它们能够做到低糖、无咖啡因，综合评分就更高一些。不过，这类产品没有哪一种能够把人体所需的维生素全部加入进去，所以千万不要以为喝了它们就能替代从食物中获取维生素。如果饮料有明显咸味，那么不出汗的时候也不要喝，以免摄入过多的钠而升高血压。

提神饮料儿童不适合喝

各种所谓的提神饮料怎么样呢？看看标签就知道，它们都含有大量的咖啡因或其他兴奋性物质，在晚间不宜饮用。人体如果感觉困倦，说明身体需要休息。咖啡因只是让人体忽略这个疲劳信号继续透支体能，而并不能解决需要休息的问题。所以，提神饮料只可在某些情况下偶尔饮用。

特别要注意的是，儿童不适合喝提神饮料，因为它们几乎都含有高量的咖啡因。孩子的肝脏和肾脏不能很好地处理这些兴奋剂，因此未成年人不能喝提神饮料，浓咖啡也不要喝。因为咖啡因会促进钙的流失，不仅发育中的儿童，容易骨质疏松的中老年妇女也不应多饮。

奶茶饮料有害健康

近年来，甜味奶茶饮料，如珍珠奶茶之类，很受年轻人的欢迎，但它们实在不利于健康，属于最垃圾饮料之一。其中所含的牛奶微乎其微，却有含反式脂肪的配料——只要看看标签上写着“植脂末”、“奶精”或“氢化植物油”就知道了。这是一种最坏的脂肪，既促进人体腰腹肥胖，又导致心脏病、糖尿病和老年痴呆。人们很难想象，这类产品又含糖，又含脂肪，能量超高，里面却没有牛奶的营养价值！

健康饮料标准：无糖无脂肪

无糖、无脂肪、低能量的饮料才是健康的，包括矿泉水，淡柠檬水，绿茶、红茶、普洱茶、乌龙茶和玫瑰、菊花、桂花等花茶，还有大麦茶、荞麦茶和较稀的淡豆浆等。人们可以按照体质、季节和用途来选择这些饮料。比如说，要缓解饥饿，淡豆浆比较好；要解渴，各种茶水和淡柠檬水比较好；要舒缓心情，玫瑰花茶比较好；要清热除烦，菊花茶和淡绿茶比较好；要温暖身体，红茶比较好；要帮助消化，大麦茶和普洱茶比较好。

“喝果蔬”等于吃果蔬吗

果蔬饮料和可乐类碳酸饮料一样，都属于甜饮料，对身体健康不利，这是真的吗？

近年来，“喝果蔬”的说法显得相当时尚。不用清洗烹调，不用削皮吐核，三餐之外随时喝点饮料，就能获得果蔬当中的丰富营养成分，真是非常方便。其实最要紧的是，果蔬汁饮料总是甜甜的，比那些蔬菜好吃多了。再加上一个营养健康的由头，让热爱甜饮料的人也能高高兴兴地享受“健康食品”。

但是，也有另一种说法，果蔬饮料和可乐类碳酸饮料一样，都属于甜饮料，对身体健康不利，这是真的吗？听起来真让人扫兴啊。

遗憾的是，这种“扫兴”的说法已经有足够的科学证据支持。国际上的营养流行病学研究表明，各种甜饮料对健康的作用大同小异。多喝甜饮料，不管是哪一种类型的饮料，都会提高肥胖、糖尿病、高血压、痛风的危险。只要是喝含有糖的饮料，似乎就会带来麻烦，而且喝得越多，危险越大。

一项研究证明，与1个月都不喝1罐饮料的人相比，每天喝1罐甜饮料的

黑人女性患糖尿病的风险会上升20%，而每天喝2罐会增加50%的风险，而且果汁饮料和其他甜饮料效果没有明显区别。

最让研究者们不可思议的是，甜饮料的坏处，看来并不仅仅是增加一些热量（“卡路里”）。即便和那些总能量摄入完全一样，但与不喝甜饮料的人相比，喝甜饮料还是会让人增加患病危险。无论是白种人、黑种人和黄种人，多项调查都证明了甜饮料有促进慢性病的作用。似乎甜饮料里面有一些神奇的因素，会引导人们不知不觉地走向肥胖、糖尿病、痛风、心脏病等悲惨的慢性病之路。

一项2008年发表的研究证明，哪怕是喝纯果蔬汁，也会让患糖尿病的危险明显上升。喝得最少的人和喝得最多的人相比，Ⅱ型糖尿病的风险会上升35%。然而，直接吃水果或吃蔬菜，摄入的能量完全一样，却都会降低患糖尿病的风险。

看来，“喝”与“嚼”的效果有很大的差异。在此之前，人们曾经把眼睛盯在营养成分的损失上，以为只要在果蔬饮料中加入足够多的维生素，就能解决一切问题。但最新研究却证明，去掉固体部分的甜味果蔬汁和完整的果蔬相比，在胃肠排空速度、血糖水平、饱腹感反应、激素变化等生理反应方面都很不一样，保健效果自然不可同日而语。至于市面上大量销售的，只含有10%果蔬原汁，90%都是糖、增稠剂、香精和色素勾兑的果蔬汁饮料，除了一些诱人购买的词汇和包装之外，对人体的益处实在太少。如果偶尔用来解渴也就罢了，若是当成健康饮料来买给自己和家人，甚至让孩子每天饮之为乐，那就实在是不明智之举。

这些研究结果，让人想起一个流传甚广的说法：吃海鲜不能配水果蔬菜。传说是水果蔬菜中含有维生素C，海鲜中含有砷，一起吃容易发生中毒。这说法因科学证据不确切，早已被众多专家所否定。只要不是容易受寒腹泻的体质，吃海鲜并不妨碍吃蔬菜，也不妨碍少量吃水果；然而，如果同时大量喝甜味的果汁饮料，没准真的有些麻烦。这倒不是因为怕海鲜和维生素C发生“相克”的作用，而是糖本来就有促进尿酸形成的作用，甜饮料与痛风发生风险之间的关系也已经得到确认。所以，还是奉劝那些餐前喜欢喝甜饮料的人，特别是已经有尿酸升高风险的朋友们，在用餐之时，无论碳酸饮料还是果汁饮料，甚至是甜味浓重的纯果汁，也还是少喝为好。

如果真的热爱果蔬汁，就有劳我们的牙齿，让它来亲自榨汁吧。

维生素饮料vs电解质饮料

比较一下各种饮料，看看谁提供的维生素品种多，总量高，包装比较令人放心，含糖量较低，然后再参考价格，算出每100毫升的价格，就会心中有数。

现在市面上有不少饮料里面都加了维生素，给了人们新的选择理由。既然口渴的时候想喝饮料，如果喝饮料的同时帮助补充一些维生素和矿物质，显然是件好事，但它们真的对补充维生素能起到很大作用吗？还有一些加了点维生素C的饮料，说自己相当于多少个柠檬，多少个橙子。饮料能替代水果的营养价值吗？

其实，柠檬和橙子里面的保健成分多达几十种，哪里是一点维生素C所能概括的？而那些饮料里面，除了维生素C，再没什么好东西了，糖分还比水果高出不少，还不如吃两片维生素C药片呢，只需花几分钱，得到的维生素C比一瓶维生素C饮料还多。所以说，喝维生素C饮料绝对不能替代吃水果。

但是，电解质饮料的情况略有不同。天气酷热的时候，人们出汗很多，仅仅喝白开水还不太够。因为汗液中内容丰富，从少量的蛋白质、氨基酸，到钠、钾、钙、镁，再到各种水溶性维生素，都能在汗液中找到。在这种时候，喝电解质饮料还是比普通甜饮料略好一些。不过，电解质饮料品种很多，在挑选的时候，还要注意下面这些指标。

首先是其中所含的电解质品种。一般来说，要补充出汗时的损失，需要补充钠、钾、钙、镁等多种矿物质。如果饮料中所含种类较为齐全，比例合理，显然对健康更为有益。仅仅含有一点钠，就与喝淡盐水差别不大了。

然后看看其中含有哪些维生素品种。因为各种维生素在身体中是配合发挥作用的，饮料中只含有一种维生素，不如同时含有多种维生素好。人们吃西瓜、吃水果就可以补充不少维生素C，但B族维生素难以从水果当中补充，它们主要来自粮食、豆类、薯类和动物性食品。所以说，在高温季节或出汗量大的情况下，各种B族维生素要比维生素C更容易发生缺乏，含有这些维生素自然更有利于弥补出汗损失。

其次是维生素数量的问题。如果价格相同，维生素的含量高一些，补充的效果也会大一些。如果一种饮料宣称能够补充某种营养素，也就是说它富含某种营养素，那么它至少应当能够供应这种维生素日需要量的30%。比如说，如果是供应维生素C，那么一瓶当中的含量应当超过30毫克。

怎么来计算这个数值呢？如果包装上没有写明营养素的添加量，几乎可以不考虑它的营养作用，谁知道其中能有多少呢？没有数量就没有人对它负责。如果包装上有“营养成分表”，那么要看一看是100毫升中的含量，还是1瓶中的含量。然后看它1瓶中有多少毫升。比如说，如果100毫升中的含量为20毫克，占NRV（营养素参考值）的20%，而这瓶饮料的总量是600毫升，那么1瓶所提供的维生素C达120毫克，为NRV的120%。那么这瓶饮料对于供应维生素C还是比较有帮助的。

此外，还要考虑到维生素稳定性的问题。各种饮料都是透明瓶子包装，而包括维生素C、维生素B_2、维生素B_6在内的多种维生素都是比较怕光的。所以，储藏时间越长，含量就越低。更糟糕的是，维生素的一些降解产物可能有一定毒性。所以，如果瓶子能够降低透明性，或者装在棕色瓶、蓝色瓶、红色瓶中，维生素的损失就会小一点。

然后是综合营养价值的问题。喝到维生素的同时，也可能喝到太多的糖分、太多的磷、太多的色素香精添加剂之类，那么这样的产品也就不值得多饮了。例如，有的产品中，糖含量高达8%~10%，那么喝500毫升的饮料，也就同时得到了40~50克糖。一天喝上3瓶，相当于吃一碗半米饭的能量，促进肥胖的危险不容忽视。然而，人们通常不会认为喝饮料和吃米饭一样能饱腹，往往会奇怪“为什么我喝凉水也长胖”，其实这是因为那本来就不是普通的凉水，而是冰镇过并带着维生素幌子的糖水。

最后是性价比的问题。这就要好好看看标签上的原料、矿物质品种、维生素含量、重量和价格等多个指标了。比较一下各种饮料，看看谁提供的维生素品种多，总量高，包装比较令人放心，含糖量较低，然后再参考价格，算出每100毫升的价格，就会心中有数。

逢年过节的饮料选择

如果宴席上不喝酒，那用餐时该喝什么饮料呢？能不能把各种饮料排排队，让大家挑自己合适的饮料呢？

这个问题可不容易回答。想来想去，可以把饮料按照性质不同分成四个大类：

首先，首推饮料，基本上无须刻意限量。

这一类都是无糖、无脂肪、无热量或低热量的饮料，也是传统饮品。包括矿泉水，淡柠檬水，绿茶、红茶、普洱茶、乌龙茶等茶类，玫瑰、菊花、桂花等花茶类，还有大麦茶、荞麦茶和淡豆浆。

矿泉水、淡柠檬水、麦茶和淡豆浆是人人能喝的。大麦茶和荞麦茶含有B族维生素和氨基酸，还有帮助消化的作用；茶类含有维生素C、钾和大量的多酚类物质，也能帮助消食；豆浆的营养就不必说了。选茶类要看个人体质，喜欢清凉的喝绿茶和菊花，喜欢温暖的喝红茶、玫瑰和桂花。晚上怕影响睡眠，则可以不选择含有咖啡因和茶碱的品种。

其次，推荐饮料，健康人喝两杯无害，适量饮用时有益。

这一类是含糖和能量的饮料，但营养价值较高，适量饮用时有益健康。它包括甜豆浆、酸奶、乳酸菌饮料、100%果汁、纯番茄汁、山楂果茶、鲜玉米浆、低糖运动饮料等。

这些饮料中含有较为丰富的矿物质，有一定数量的维生素。果蔬饮料中含有果胶等膳食纤维，特别是山楂饮料含量很丰富。目前玉米浆往往是用玉米浆伴侣制作的，但这种伴侣的成分中除了香精没有其他不利健康的物质，为增稠还添加了一些可溶性的膳食纤维。果胶等膳食纤维对于预防饮食过量、控制血脂和血糖的快速上升、延缓酒精吸收等有一定积极作用，对于节日饮食有益无害。

需要注意的是，由于这些饮料中含有糖，除甜度很低的番茄汁外，肥胖者、高血脂、脂肪肝患者均应控制数量，适合用来替代酒少量啜饮，而不宜大杯饮用。

再次，营养价值低的甜饮料，如各种果汁饮料和水果醋饮料的甜度往往高于纯果汁，有益成分比例甚低。这类饮料维生素和矿物质含量低，含有糖分、香精、色素等。成人替代酒类少量喝是可以的，但儿童不宜餐餐喝，大量喝。

最后，明显不利于营养和健康的饮料，如各种碳酸饮料，还有加奶加糖的咖啡，以及珍珠奶茶。它们除了营养价值极低、含糖、含高饱和脂肪酸脂肪等外，还有其他不利于营养素吸收或不利于预防疾病的成分，如磷酸、咖啡因、反式脂肪酸等。这类饮料应尽量少饮用，特别是儿童和慢性病人最好不饮用。

冷饮中添加剂那点事儿

小时候那些“老冰棍儿”就纯洁？事实恐怕正相反。那时候人们都无知无畏，添加剂品种虽然比较少，但用量更没谱。别的不说，冰棍放糖精放色素放香精都是正常操作。

孩子和年轻人尤其喜欢吃冷饮。几乎每个孩子都对各种冷饮无比热爱，对于冰棍、雪糕、冰激凌的美好口感，人们都习以为常，从无质疑。但是，它们到底是什么做的？恐怕很少有人追究过。

2010年，国家质检总局出台了一项规定，要求所有食品中添加的添加剂成分，都必须毫无保留地标示在外包装上，不能用“甜味剂”、“增稠剂”、“增味剂”之类字样来合并标示，让消费者不明就里。

各食品厂家不敢怠慢，雪糕生产企业也不例外。但不看包装不要紧，一看就惊住了很多消费者：就一个雪糕，居然要加十好几种食品添加剂呢！雪糕才多大点儿体积啊，添加剂难道比主料还多吗？

比如说，某雪糕产品的包装上，共标注了以下原料：

磷脂 / 聚甘油蓖麻醇酯 / 饴糖 / 全脂乳粉 / 果葡糖浆 / 麦芽糊精 / 乳酸 / 乳酸钠 / 羧甲基纤维素钠 / 黄原胶 / 单硬脂酸甘油酯 / 瓜尔胶 / 卡拉胶 / 柠檬酸 / 柠檬酸钠 / 食用香精（酸奶香精和蓝莓香精）/ 甜蜜素 / 苋菜红 / 亮蓝

当然，大部分消费者根本没有看标签的习惯。看了标签的人，大多数都会觉得实在太恐怖了，干吗要放这些东西啊？能不能给我做点小时候那种纯天然的冰棍儿啊？

其实，小时候那些“老冰棍儿”就纯洁？事实恐怕正相反。那时候人们都无知无畏，添加剂品种虽然比较少，但用量更没谱。别的不说，冰棍放糖精、放色素、放香精都是正常操作。记得那时经常发现冰棍儿局部发苦，这是糖精混合不均匀所致，但是没有一个人提出抗议，甚至没有一个人把发苦的冰棍扔掉——3分钱买来的呢！哪里舍得扔掉。现在这年头，以糖精、香精和色素为主做出来的冰棍儿，技术含量太低了，恐怕都没人好意思卖。

不过，看了现在这一大堆添加剂，也着实令人眼晕。要了解这些添加剂，先要从给它们分类开始。这些添加剂可以笼统地分为四大类：调味、着色、塑形、乳化，它们都是雪糕的口感所必不可少的成分。

（1）着色：这里有两种合成色素——苋菜红、亮蓝。一看名字就知道和颜色有关。

（2）调味：这里有甜味剂、酸味剂和香精。一看什么酸，什么蜜，什么甜，就知道和味道有关。

酸味剂：乳酸、乳酸钠、柠檬酸、柠檬酸钠。

甜味剂：甜蜜素，与不属于添加剂的果葡糖浆和饴糖相配合，能在保证甜味的同时降低成本。

香精：酸奶香精和蓝莓香精，都是复合香精，其中估计配入了好几十种化合物，才能模拟逼真的香气。

（3）塑形：这就是增稠剂的巨大作用，它们是雪糕的“骨架”和“内容感”。其中有4种增稠剂——羧甲基纤维素钠、黄原胶、瓜尔胶和卡拉胶。增稠剂能改善冰晶形成的状态，使雪糕成为能够轻松咬断、不易融化的状态，而不会变成大冰块，也不会一拿出来就化得哗哗流水。同时，麦芽糊精也有增稠的作用，少量全脂乳粉提供奶的感觉，都起到填充作用，让雪糕显得内容丰富。

（4）乳化：这就是乳化剂的功劳了——磷脂、单硬脂酸甘油酯、聚甘油蓖麻醇酯三种乳化剂互相配合，使雪糕的质地均匀、稳定、细腻。

没有这些配料，雪糕的质地就没法均匀，冻出来的状态就像大冰块一样硬而难吃，既不甜也没有风味，还非常容易化成水；颜色暗淡单调，风味淡而乏味。这样的东西，消费者对它压根儿不会有兴趣，还不如自己嚼口冰块再喝点糖水呢。除了雪糕之外，冰激凌也需要类似的添加剂，增稠剂和乳化剂是必需的，红红绿绿的颜色来自色素，而多数产品的香气大部分来自香精。

从安全性来说，增稠剂、乳化剂和酸味剂都相当安全。大多是天然食品中的正常成分。香精和色素则绝大部分是化工合成产品。如果看不下去这些添加剂，自己做也不是不可能，只不过稍微麻烦点儿。

	配方一：山楂冰糕
原料	糖水山楂罐头1瓶
做法	罐头山楂去核，切碎，和原汁混合，放在冰棍模子中，放冰箱速冻格中冻一夜后取出即可。

这个极其简单的配方利用了山楂中的天然果胶作为增稠剂，山楂中

的天然果酸作为酸味剂，天然花青素作为色素，还有制作罐头时加的白糖作为甜味剂。有了增稠剂之后冻结速度会大大下降，所以要有耐心等它冻好。

	配方二：桂花豆沙冰糕
原料	红豆沙100克，糯米粉50克，桂花1勺。
做法	将糯米粉加水混匀，煮成糊状，加入桂花；加入红豆沙混匀，晾至室温，倒入冰棍模子中，放冰箱速冻格中冻上即可。 这个配方利用了糯米粉的增稠作用，红豆皮的天然色素，桂花的天然香气，以及制作红豆沙时加的糖。口味浓淡和冰棍的黏稠程度可以用控制原料和水比例的来调整。

不含糖就代表着健康吗

也就是说，甜味剂能够蒙骗我们的味蕾，却不能欺骗我们的大脑。吃用甜味剂制作的“无糖食品”，根本不能满足大脑对于甜味的需求。

很多人经常问我：我喜欢吃甜，又不想吃到糖。你会推荐我买哪些加了甜味剂的无糖食品呢？我的回答是：不推荐。

几十年以来，人们都对甜味剂寄予厚望，希望它能解决爱甜和怕胖的矛盾。但是，千百万年以来，甜味都与碳水化合物能量相联系。在进化的智慧当中，甜味意味着水果的营养，代表着血糖升高，带来能量上和情绪上的满足。但是，用那些不能消化吸收、不能变成血糖的甜味剂来替代糖，身体能够被蒙骗吗？

一些新的研究给出了答案。

其中一项研究让8个进行健身锻炼的人用不同的甜饮料来润嘴（只漱漱口，没有咽下去），有的饮料含有葡萄糖，有的饮料含有同样甜度的糖精。这些受试者进行一项60分钟的固定单车健身，他们的运动强度由仪器记录下来。有的日子他们用糖精水，也有的日子他们用葡萄糖水。结果呢，用葡萄糖润口之后，运动强度都有小幅度的稳定上升；而用糖精水润口，则一点作用都没有。

然后研究者换了润口液。这次也是两个选择，一份是不含能量的糖精水，另一份是糖精加麦芽糊精（一种淀粉水解物，就是无糖食品里常常会加的那些白色粉末，溶于水之后变成柔软的糊状），糊精和葡萄糖一样含有能量，也一样会升高血糖。两份饮料的甜度也是一模一样，所含的糖精一样多。结果呢，用糖精加麦芽糊精润口之后，运动强度都有小幅度地稳定上升，而用纯糖精水润口，则一点作用都没有。

用脑功能性磁共振成像（fMRI）进行大脑扫描发现，含有能量的葡萄糖和麦芽糊精饮料能刺激大脑的特定区域活化，这些区域会让身体产生被奖赏的感觉，而糖精却不能。

另一项科罗拉多大学的研究，让12名女性吃同样甜度的蔗糖或者蔗糖素（三氯蔗糖，一种高效甜味剂。）饮料，受试者完全分不出来哪个是蔗糖，哪个是蔗糖素，因为它们的甜味完全一样。然而，fMRI扫描发现两者的区别——因为大脑对这两种饮料的反应完全不一样。

也就是说，甜味剂能够蒙骗我们的味蕾，却不能欺骗我们的大脑。吃用甜味剂制作的“无糖食品”，根本不能满足大脑对于甜味的需求。

其实，自从20世纪80年代以来，人们就对甜味剂有利于减肥的说法提出了怀疑。因为很多证据发现，用人工甜味剂制作食品，会使人们吃得更多，而不是更少。甜味剂似乎能够刺激食欲，而不是满足食欲。而近年来对大脑信号的研究，正好能够解释这种食欲激发的现象。

也就是说，甜味剂的甜味刺激味蕾传向大脑，而大脑却得不到真正糖的激发，血糖也没有相应地上升。这些完全不一致的信号，很可能会给身体带来困惑。于是就可能导致食欲障碍和代谢紊乱，而这种情况，可能会进一步增加肥胖的危险。

所以，如果要想吃糖，就堂堂正正地吃。不要用甜味剂来欺骗自己，因为大脑是不会上当的，它只会用更强的食欲来报复我们的欺骗。

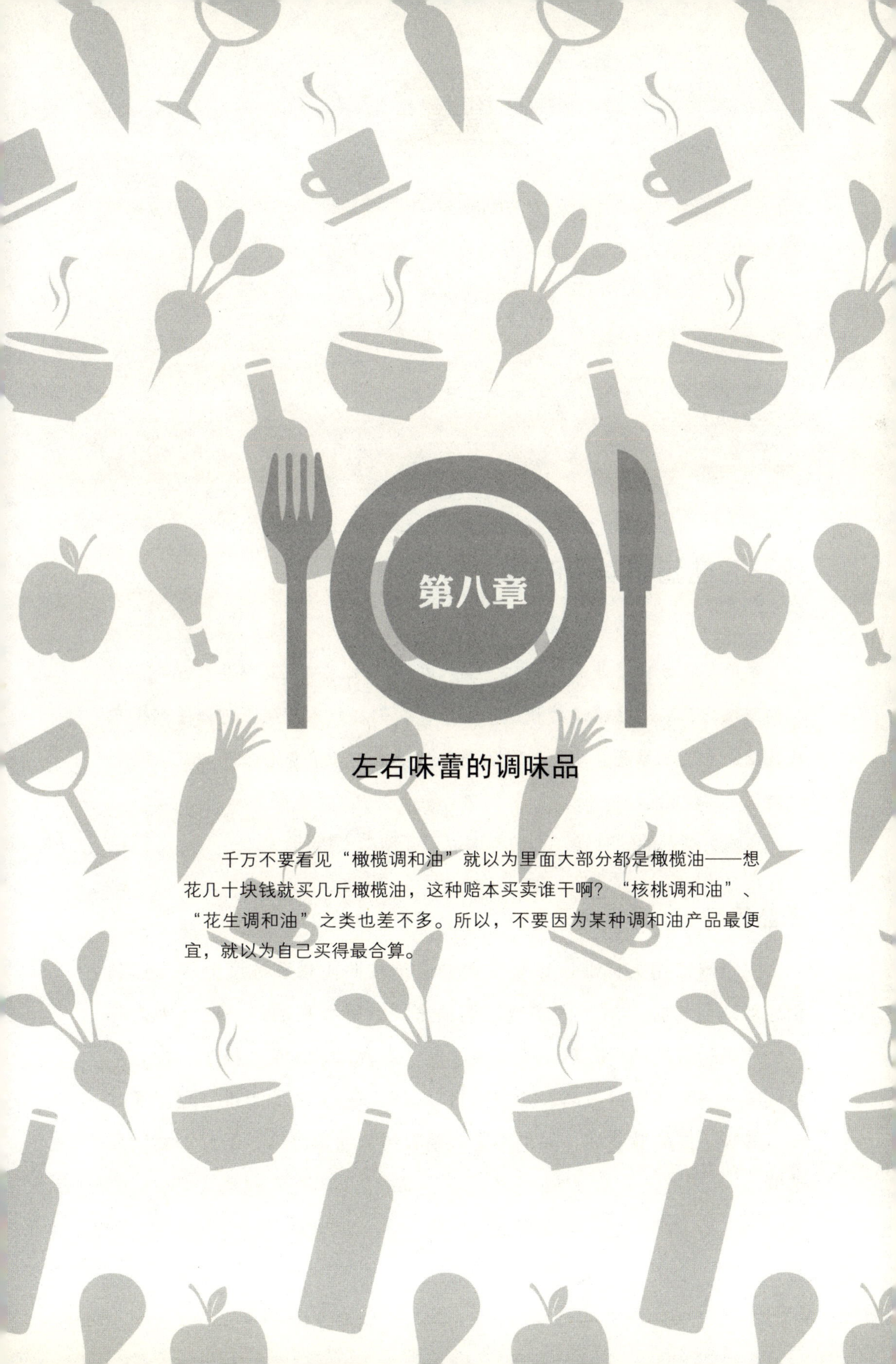

第八章

左右味蕾的调味品

千万不要看见“橄榄调和油”就以为里面大部分都是橄榄油——想花几十块钱就买几斤橄榄油，这种赔本买卖谁干啊？“核桃调和油”、“花生调和油”之类也差不多。所以，不要因为某种调和油产品最便宜，就以为自己买得最合算。

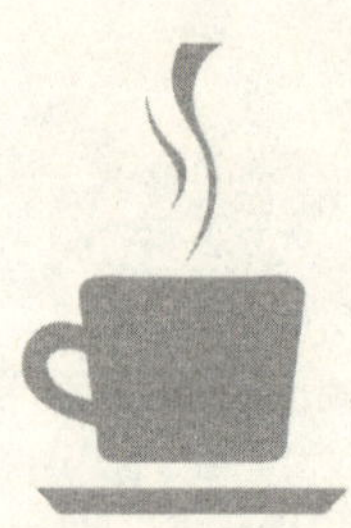

排在油盐酱醋首位的油

都说居家过日子是油盐酱醋，油放在第一位，可见其重要。20年前，人们到粮店里买混浊暗淡的粗油；如今，人们在超市货架上可以看到十几种甚至更多包装漂亮、质地清澈的高档烹调油，让消费者眼花缭乱。买的时候该怎么挑呢?

在购买烹调油的时候，不妨考虑以下几项考察指标。

产品等级

按照国家相关标准，市售烹调油必须按照质量和纯度分级，达到相应的质量指标。对于大多数烹调油来说，等级高的好一些，因为其中的质量指标控制严，氧化程度比较低，不含毒素，杂质极少，没有不良气味。一级油质量最高，二级油指标就低一些，依此类推。至于那些没有等级标注的散装油，如果不是亲眼看到如何榨出来，最好不要轻易选购。

生产日期

在购买很多食品时，消费者都喜欢仔细看一看生产日期和保质期；然而在购买油脂的时候，很多人都忽视了这一点。实际上，油脂的质量和新鲜度关系极为密切。新鲜的油脂较少含有自由基和其他氧化物质，也富含维生素E，而陈旧的油脂对健康之危害不可忽视。应当尽量选择生产日期短的油脂，最好是在避光条件下保存的油脂。没有生产日期的散装油脂质量无法保证，很可能发生酸价和过氧化值超标的问题，因此不要贪便宜去购买它们。

种类和原料

目前的市售烹调油有来源单一的油，例如茶子油、大豆油、花生油等，其中所含的脂肪酸各有特点；也有几种油脂混合而成的油，也就是调和油。调和油的原料通常是大豆油、菜籽油、花生油、棉籽油、葵花籽油和玉米胚油等。

一般来说，调和油的标签上并不会告知消费者，其中各种原料油的比例是多少。产品的价格越低，其中所含的低价油就越多，比如大豆油、棕榈油，都是最便宜的油。厂家冬天可能会多放一些不容易凝固的大豆油，夏天可能会多放一些遇冷容易凝固的棕榈油，以便降低成本。千万不要看见“橄榄调和油”就以为里面大部分都是橄榄油——想花几十块钱就买几斤橄榄油，这种赔本买卖谁干啊？“核桃调和油”、“花生调和油”之类也差不多。所以，不要因为某种调和油产品最便宜，就以为自己买得最合算。

脂肪酸的比例

这可是技术难度最大的一项。烹调油脂都是99%以上的脂肪，市场上并不存在什么"低脂肪"的烹调油。烹调油里面的脂肪，和人的体脂肪是同一类物质，所以什么油吃多了都不可能不发胖。不腻口和低脂肪完全是两码事。至于广告中说有没有胆固醇，完全不值得考虑，因为植物油里不可能存在胆固醇。

油脂的主要健康特性指标，就是其中的脂肪酸比例。脂肪酸分为饱和脂肪酸、单不饱和脂肪酸和多不饱和脂肪酸三大类。

多不饱和脂肪酸中的亚油酸和α-亚麻酸为必需脂肪酸，即为机体生理需要，体内不能合成，必须由食物供给的多不饱和脂肪酸。植物油如米糠油、花生油、棉籽油、玉米油、芝麻油、豆油、菜籽油、茶籽油等含有较多的多不饱和脂肪酸和单不饱和脂肪酸，而饱和脂肪酸含量不高。

不过，棕榈油则不然，其中饱和脂肪酸含量高达40%以上，是常见植物油中最高的。它也是国际市场上最便宜的一种食用油。因此，理论上来说，用饱和脂肪酸最多的棕榈油加上饱和脂肪酸最少的大豆油来混合，再少量配一些其他油脂，就可以配出各类脂肪酸"零点几比1比1"的效果来了。

对于孩子和青年人来说，各种植物油都可以食用；对于高血脂、冠心病患者来说，选择富含多不饱和脂肪酸的茶籽油和橄榄油更为理想，花生油和米糠油等也是比较好的选择。

烹调用途

饱和脂肪酸比例大的油，虽然对血脂不好，却比较耐热，适合用来油炸。例如，方便面是用棕榈油来炸的，绝不能用不饱和脂肪酸比例特别高的大豆油。橄榄油、茶籽油、花生油、米糠油、菜籽油适合做一般炒菜、炖菜，但它们不适合长时间煎炸。大豆油、葵花籽油等适合不冒油烟的炒菜、炖菜和煮菜，因为过高的温度会使它们发生氧化聚合，产生有害致癌物质。最不耐热的是亚麻籽油、紫苏籽油、核桃油等，它们最好用来凉拌。

安全性

油脂能够溶解各种脂溶性的有毒物质，所以它的安全性一定不可小看。对于花生油来说，黄曲霉毒素是最让人关注的指标，一级油通常可以令人放心。油脂中也容易积累环境污染物质和有机氯农药，选择有绿色食品、有机食品认证的油脂产品比较令人安心。

还有一个很多人关注的问题就是转基因问题。转基因食品开始进入千家万户，如市场上出现销售的调和油和大豆油。在便宜的调和油中，往往会有很大比例的美国进口转基因大豆制成的油。由于这种油成本比国产豆油更低，它占到市场上豆油的75%以上，已经进入餐馆和市民家庭。只要仔细看看包装上的注明，如果大豆油和调和油的包装上没有声明“不含转基因成分”，就很可能是转基因大豆榨出的油。目前并未发现转基因的油对健康有害。但如果不想购买这种转基因的油，需要细看标签上的说明。我国政府要求转基因产品在标签上加以注明。

油脂怎么换着吃

人们都说吃油要换着吃，哪些油的内容“差不多”，哪些油差距比较大，怎样换才有意义呢？这里就给大家说说油里面的事情。

油脂的主要差别，除了风味之外，主要是脂肪酸种类和比例之间的差异。我们大体可以把常用油脂分成四个大类：

多不饱和脂肪酸特别高，亚油酸特别丰富，难凝固，耐热性较差

这一类的代表油脂是大豆油、玉米油、葵花籽油，小麦胚芽油等。

这类油脂中以亚油酸占绝对优势，含有少量α-亚麻酸，饱和脂肪酸非常少。由于亚油酸和亚麻酸都不耐热，亚麻酸尤其怕热，煎炸或反复受热之后容易氧化聚合，对健康十分有害。

经过精炼之后，大豆油当中丰富的磷脂和豆固醇已经被除掉，本来丰富的维生素E和维生素K也有一定损失。因此，要想获得大豆当中有益于心脏的成分，还是直接喝豆浆、吃豆腐比较有效，用大豆油做菜并不能起到传说中的保护心脏作用。

压榨型葵花籽油是个不错的品种，虽然它所含的亚油酸比大豆油还多，但是因为所含的抗氧化成分比其他几种油更多，耐热性不逊色于大豆油，可以用于日常烹调，而且味道很不错。

温馨提示：这类油脂适合做炖煮菜，用来炒菜时尽量避免冒油烟。

各类脂肪酸比较平衡，其中油酸最丰富，低温下会浑浊，耐热性较好

这一类的代表性油脂是花生油、米糠油、芝麻油等。

花生油中所含的饱和脂肪酸、单不饱和脂肪酸和多不饱和脂肪酸比例约为3：4：3。其中所含的油酸，也就是单不饱和脂肪酸，约为茶籽油的一半。它富含维生素E，风味好，耐热性也不错，适合用来做一般炒菜。买花生油要优先选压榨油，还要选优质产品，因为花生容易污

染黄曲霉毒素，这种毒素特别容易溶于油脂，毒素量务必要低于国家标准。

在不增加总脂肪的前提下，把牛油、黄油等换成花生油，对预防心脏病是有益的。不过，在医学实验中，真正起到降低血胆固醇和有害胆固醇效果的还是花生蛋白质和其中的大量维生素E、膳食纤维等，而不是花生里面的油脂。

芝麻油的优势在于它沁人心脾的美妙香气。为了保持珍贵的香气，芝麻油是所有烹调油脂当中最应当“原生态”的一种——它不能精炼，最好使用压榨法或水代法生产，其中天然成分都原样保存在油里。这就保留了其中极为丰富的维生素E和著名的抗氧化物质芝麻酚，以及磷脂和植物固醇这些有益于控制血脂、预防心血管疾病的成分。

因为香油中的香气不能经受高温加热，只能用于凉拌、蘸料，或者做汤时添加，所以它也是健康低脂烹调的最佳配合。如果少吃点煎、炒、炸菜肴，改用焯、或蒸，然后加香油少许拌一下，对健康极为有益。记得一定要选香浓新鲜的香油，放久了也会氧化变质。

温馨提示：花生油和米糠油用来炒菜没问题，但是用来油炸就太可惜了。

单不饱和脂肪酸特别多，油酸特别丰富，在冰箱里不凝固，耐热性较好。

这一类的代表性油脂是橄榄油和茶籽油。

橄榄油是名声最好的油脂，含有80%以上的不饱和脂肪酸，其中有70%以上的单不饱和脂肪酸，即油酸。食用富含单不饱和脂肪酸的油，有利于降低血液中的“坏胆固醇”(LDL)，而不会降低其中的“好胆固醇”(HDL)，对控制血脂有益；同时和豆油中的多不饱和脂肪酸相比，单不饱和脂肪酸具有较高的氧化稳定性，耐热性比大豆油更好。橄榄油用来凉拌固然清香可口，用来炒菜、炖菜也完全没有问题。

相比于橄榄油，国产茶籽油更廉价一些，它的营养价值、食疗功能并不逊色于橄榄油。茶籽油和橄榄油一样，耐热性较好，适合用来日常炒菜，也可以作为拌凉菜的色拉油。买的时候也要优先选择压榨生产的产品，其安全性更高，质量也更好。

温馨提示：橄榄油也分不同等级，而且市面上进口橄榄油的掺假现象相当常见，老百姓很难尝出来，所以购买时切不要贪便宜，最好吃富有橄榄清香的高级初榨橄榄油，或者吃国产茶籽油。

饱和脂肪酸相当多，气温稍低就会凝固，耐热性最好。

这一类的代表性油脂是棕榈油、猪油、牛油、黄油等。

棕榈油是仅次于大豆油的世界第二大食用油，也是国际市场上价格最便宜的烹调油。棕榈油含不饱和脂肪酸为40%，含饱和脂肪酸为44%，这在植物油中不多见。棕榈油为深橙黄色，除了维生素E之外还含有丰富的胡萝卜素，是胡萝卜素最丰富的天然来源之一。由于饱和程度高，它的耐热性相当好，长时间受热后氧化聚合少，是其他植物油不能取代的优点。

棕榈油用于制作各种煎炸食品，如方便面和炸薯片。它可以分离出熔点高的硬棕榈油，可用来替代黄油制作各种点心。由于煎炸会破坏其中的大量胡萝卜素和维生素E，故用棕榈油制作的煎炸食品并无提供维生素的价值。由于东南亚国家生产棕榈油破坏了大片森林，环保主义者对棕榈油的生产持反对态度。由于它是制作煎炸食品的原料，营养工作者对它也没有好感。

温馨提示：吃各种酥脆食品的时候别忘记，那种让口感好得难忘的因素就是大量饱和油脂。除了氢化植物油之外，使用最多的就是棕榈油。

总之，所谓不同油脂的替换，最好是在一、二、三类的不同类别中替换，否则所摄入的脂肪酸是基本一样的，耐热性也是一样的，就起不到实际替换作用了。比较理想的方式，是用不同耐热性的油脂来做不同的菜肴，这样无须特别调和，就自然而然地实现了不同油脂的配合。至于饱和脂肪酸太高的第四类油脂，除了运动量很大的人外，不建议多数人经常食用，因为吃肉类和奶类已经能够获得足够的饱和脂肪酸。

凡是植物油都有几个优点——易消化，易吸收，含有维生素E和其他抗氧化成分，不含胆固醇。很多人以为只有某几种油不含胆固醇，或者只有某种油才易吸收，这是上了广告的当。同时，无论选哪一种油，都要记得，每日用量是25～30克。再“健康”的油，都只是在替代其他类型油的时候才对心脏有好处，其中脂肪含量都超过99%，所含能量惊人，不加控制地多吃，都会导致肥胖。

烹调油里的天生之毒与引入之毒

2010年，某品牌油脂曝出“含有超标致癌物”而被召回，一时间烹调油的安全性成为人们关注的焦点。那么，烹调油里到底会有哪些不安全因素呢？除了这次发现的苯并芘，还会有什么麻烦在里面呢？既然很多朋友和媒体都在问，我就以个人所知，一起解答一下。我的确不是食品安全专家，只能以食品科学专业的基础知识来解答这个问题。

若要列出油脂里有毒物质的嫌疑名单，那可是很长的一串。其中有的是“天生之毒”，有的是环境污染或农药污染之毒，还有的是储藏或加工过程中引入的有害物质，甚至是非食用的掺假物质。

油料种子里的天生之毒

日常食用油有花生、大豆、芝麻、茶籽、油菜籽等油料作物榨取的植物油和猪油、牛油、鱼油、乳脂（如黄油）等动物油。所谓天生之毒，就是植物天然含的毒素。例如，棉籽油里会含有棉酚，菜籽油里含有硫甙和芥酸，大量食用的时候对人体都有危害。所以国家才会推广栽培低棉酚、低芥酸的品种。

农药污染和环境污染之毒

受生态环境污染和滥用农药、杀菌剂、除草剂等之害，油料作物在种植时会受到污染而残留重量金属、多环芳烃和农药。不过，油料作物榨油用种子的污染程度会比根、茎、叶部分要低一些。

油料作物如花生、大豆、棉籽、油茶籽等还可能在储藏中被污染。其中最常见的是储藏不当而霉变产生的霉菌毒素。这是一种毒性最大、致癌性最强的毒素。所以它们榨的油都必须监测霉菌毒素残留量。

食用油加工中可能引入的毒

植物油加工过程中，同样可能产生污染。压榨加工是直接物理压榨出油，不会引入溶剂污染，相对而言油脂质量较好。特别是那种有浓郁香气的油脂，最适合用这种方法来生产。比如说，花生油和芝麻油是不需要脱色、脱臭这些处理的，否则反而失去了香味。不过，大部分油脂要经过脱胶、脱色、脱臭、脱酸等的精炼处理。在这个过程中，使用白陶土、硅藻土等来过滤，如果这些物质质量较差，可能引入重金属污染；还使用酸、碱和有机酸处理，如果这些加工助剂的质量不过关，也可能引入化学污染。

在压榨后，肯定不可能把所有的油都压出来，榨过油的饼里还有不少油脂。这时候就必须用溶剂来提取了。有些含油脂低的材料，如黄豆、米糠、玉米胚等，直接压榨很难出油，只能靠溶剂提取。这些溶剂都是和油脂最“亲”的东西，如正已烷、丁烷、六号溶剂油等，能很彻底地把油提取出来。这些溶剂也都是特别容易挥发，只要把它们加热到不太高的温度，就轻飘飘地蒸发走了，冷凝收集后还可以循环使用。留下的就是不容易挥发的植物油了。这种生产油脂的方法，就叫做浸出法。当然，多少都会有一丁点儿溶剂会残留下来，但是只要工艺得当，溶剂本身质量过关，最后产品中的溶剂残留微乎其微，不会达到有损健康的程度。

浸出法提取的油脂，也要经过精炼处理。这一系列复杂处理过程，会损失一部分维生素E和胡萝卜素，失去磷脂和植物固醇，降低了油脂的营养价值。同时，因为某些环节的处理温度比较高，还会有少量的脂肪酸发生顺反异构，生成反式脂肪酸。所以，大部分精炼植物油，即便没有经过氢化，也会含有百分之零点几到百分之几的反式脂肪酸。

无论加工前后，油脂都有一个最怕的事情——氧化酸败。榨油原料在储藏过程中容易发生氧化，榨油之后储藏久了也会发生氧化。氧化从少量自由基开始，逐渐“星星之火可以燎原”，产生大量的氧化酸败产物，油脂就会产生不新鲜的味道，乃至产生明显的“哈喇味”。这种油脂中含有大量有毒物质。其实早在没有出现味道之前，油脂中氢过氧化物增加，已经会给人体带来促进衰老的作用。这方面的质量，要用过氧化值来判断。油的销售周期比较长，为了避免氧化带来的麻烦，企业通常都要在油里加抗氧化剂，最常用的就是TBHQ，也就是方便面里喜欢加的那种物质，麦当劳炸鸡块中被爆料的那种物质“特丁基对苯二酚”，还有BHA、BHT等。这些都是国家许可使用的抗氧化剂，不必因为化学名称奇怪而产生恐惧。

最后，油脂会分装出厂，此时还要小心劣质包装材料可能带来的污染，因为很多带苯环的污染物都易溶于油脂。

厨房里产生的毒

在油脂买回家后，除了储藏过久容易发生氧化外，还有一个最大的危险是高温烹调中产生的有害物质。烹调的时间越长，温度越高，产生的有害物质和致癌物就越多。300度以上的加热，即便是短时间，也会产生大量的多环芳烃类致癌物如苯并芘。在日常烹调的温度下，加热时间越长，油脂中产生的苯并芘就越多。同时，油脂加热时间越长，其中的反式脂肪酸越多，氧化、聚合、环化等产物也越多，它们均严重损害健康。

最令人担忧的，一是餐馆里反复加热的炒菜油，二是曾经“过火”的炒菜油。过火就是炒菜或颠勺时锅里油着火，一些厨师不以为意，甚至觉得很“酷”、很香。其实油脂过火和过热后产生的微粒中，致癌物苯并芘的含量甚高。炒菜后锅垢中也富含这类致癌物。高温烹调时冒的烟气是强致癌物质，经常接触油炸的油烟或烤羊肉串、烤肉的烟气，都会增加肺癌发生的风险。

事故和掺假产生的毒

如果食品加工过程中出现了非正常的事故，很可能会污染到产品。在油脂的污染事故中，最为著名的当属1968年日本米糠油污染事件，它被列为世界“八大公害事件”之一。当年某食用油工厂在生产米糠油时，在脱臭过程中用多氯联苯液体作为导热油。因生产管理不善，导热油泄漏，导致米糠油被多氯联苯污染，造成1600多人中毒的惊人事件。1979年，台湾也发生了类似米糠油污染事件，有2000多人受害。

至于人为的掺假，本来不应当成为讨论话题，但无奈现实中确实存在。比如在烹调油中兑入矿物油、地沟油（处理后的烹调废油），或者加入本不属于食用色素的苏丹红，都是典型的“人工掺毒”。

增强体质可不能靠吃荤油

植物油和动物油，最大的区别是动物油含有胆固醇，而植物油完全没有这种成分。至于脂肪中的饱和脂肪酸高还是低，其实并不在于是动物性脂肪还是植物油。

很多人都在媒体上看到这样的消息，老年人应当吃点荤油，对身体有好处。这些媒体说，不吃荤的老人身体容易衰弱，身体乏力，抵抗力低。甚至有人说，一味吃植物油不利于健康，甚至可能会增加癌症的危险。到底是不是这样？吃点肥肉真的更健康吗？

回答这个问题，可以说头绪实在太多。因为这些说法把好几个问题扯到一起去了，搅在一起没法理清。为了一层一层地解开乱麻，需要回答下面几个问题：

肥肉、荤油里面究竟有什么对人有益的成分？

肥猪肉中脂肪含量高达90%，其中含有30%左右的饱和脂肪酸、50%左右的单不饱和脂肪酸和20%左右的多不饱和脂肪酸。牛羊的脂肪中，多不饱和脂肪酸很少，而饱和脂肪酸含量高达50%左右，具体含量与饲料有关。肥肉和板油当中维生素A和维生素D含量低到可以忽略不计，维生素E和维生素K的含量也非常低，起不到补充维生素的作用。矿物质含量也非常低，营养价值也不高。

总之，里面除了大量的脂肪，可以提供能量，提供脂肪酸，其他营养素很少。

植物油和动物油有什么区别？所有植物油都一样吗？

植物油和动物油最大的区别，是动物油含有胆固醇，而植物油完全没有这种成分。至于脂肪中饱和脂肪酸含量高还是低，其实并不在于是动物性脂肪还是植物油。鸡鸭脂肪含有较多的不饱和脂肪酸，比棕榈油要高；鱼类脂肪的不饱和脂肪酸含量则相当于花生油、芝麻油。目前已知饱和脂肪酸酸含量最高的是椰子脂，其次就要算上棕榈仁油，它们都是植物油。就连巧克力中的可可脂，饱和脂肪酸含量也比猪油还高。

所以，一味说动物油脂肪含饱和脂肪多，植物油含不饱和脂肪多，其实并不确切。应当说，中国人常用的大豆油、花生油、玉米油等烹调油，不饱和脂肪酸含量比常见的猪牛羊油多一些。

吃植物油和癌症危险有什么关系？

在十几年前，西方一些研究发现，完全素食并不一定意味着死亡率会降低。素食者的确罹患心血管疾病的危险会比肉食者减少，但患癌症的危险并不会降低，甚至可能提高。一些研究者认为，素食者所摄入的脂肪以不饱和脂肪酸为主，而多不饱和脂肪酸容易氧化，如果摄入的抗氧化剂不够充分，很可能会因为生物膜氧化受损而增加癌症的危险。

但是，这个素食与肉食之分，只是按饮食来源来划分，并没有考虑到素食和肉食的内容。素食当中也有巨大差异。素食者有的摄入丰富的抗氧化物质，也有的摄入很少；有的人膳食中多不饱和脂肪酸比例过高，也有的人摄入脂肪酸的比例基本均衡。所以，这些并不能证明，吃素一定会导致更高的癌症发生率。

不吃荤油、肥肉，和身体衰弱有什么关系?

一些妇女在吃素后感觉身体畏寒、虚弱、抵抗力下降，主要可能是与蛋白质和铁、锌等元素摄入不足有关。合理的素食能够达到营养平衡，从而预防这些问题的发生，但大部分素食者并没有那么合理地安排饮食，只是简单地把鱼肉从三餐中赶出去，却没有用其他营养价值高的素食品来弥补，因此很容易造成这些问题。

然而，这些营养素是通过瘦肉来弥补的，实际上与肥肉并没什么关系。肥肉中蛋白质含量仅有2%~3%，矿物质含量甚低。对于贫血、缺锌等，一点帮助都没有。

荤油一定要吃吗？什么样的人适合吃荤油?

也有些人认为，既然膳食中的饱和脂肪酸（S）、单不饱和脂肪酸（M）和多不饱和脂肪酸（P）的推荐比例为1：1：1，那么就一定要吃点荤油或肥肉来平衡。其实这种说法并无充分依据。

首先，不吃荤油和肥肉，不等于没有吃到动物性食品。比如说，只要吃猪、牛、羊瘦肉，就可以摄入一些饱和脂肪酸，完全无须再用猪油、黄油来烹调，也无须专门吃肥猪肉、肥牛肉或肥羊肉。

实际上，哪怕不吃肉，用植物油接近这个脂肪酸比例也是有可能的。比如说，大豆油中脂肪的S：M：P为1：1.5：3.5，花生中脂肪的S：M：P为1：2：2，而棕榈油中脂肪的S:M:P为4：4：1，三者按照等量混合后，比例就变成了6.0：7.5：6.5，三者比例已经非常理想了。

真正能接近1：1：1脂肪酸比例的食品是蛋类和某些鱼类，其中最常见的是鸡蛋。它的比例大致是1：1.3：1。

总而言之，对于中老年人来说，为了脂肪酸的平衡而刻意吃荤油，是没什么必要的。需要注意的是，血脂正常的老人不必完全远离红肉，特别是有缺乏铁、锌等微量元素的老人，应当适量吃点肉，每天50～75克的红肉不至于危害心脏。

繁多的营养盐

如今超市货架上的食用盐品种越来越多了。除了普通的加碘精制盐，还有了“低钠盐”和补铁盐、补锌盐、补硒盐、补钙盐、核黄素盐等“营养盐”，此外还有海盐和竹盐等号称天然营养盐的盐产品。这些食用盐到底该怎么选呢？

海盐和竹盐

海盐和竹盐都是在炒健康概念。海盐就是海水提取的盐，未加充分精制。据说，把海盐装在三年生的粗竹筒中，用黄土封上，再用松枝反复高温烧制，最后得到的固体粉末就是竹盐。按这个制作过程，竹盐中应当是加入了竹子中的矿物质成分，而植物的主要灰分是钾和镁等。而海盐中本身富含多种微量元素，如硫、钾、镁、钙、碘、氟、硒等。所以，海盐或竹盐都是含有多种元素的盐，而不像精制盐那样只有氯化钠即两种元素。即便加了碘，也不过是3种元素。其中氯化钠以外的成分约占3%~10%。

不过，盐毕竟是盐，人们完全可以从其他食物中来补充这些矿物质。比如说，食用多种海藻、蔬菜、水果，就可以得到所有这些元素。由于这些盐产品的价格比较高昂，是否需要购买，就看自己是否愿意了。

添加营养素的“营养盐”

添加各种营养元素的盐，最好按照自己的体质去买。如果不是处在缺硒地区，也不少吃富含硒的水产品和肉类食品，无须特意购买补硒盐。如果不缺铁，不缺锌，而且膳食中有足够的鱼肉类，也不需要吃补铁盐和补锌盐。补钙盐基本上没意义，因为其中的钙实在太少了，远不如吃块豆腐或喝杯酸奶有意义。核黄素就是维生素B_2，它多吃无害，但加入食盐中敞口久放，见光容易产生自由基，对人体不利。

碘盐是否值得买

还有很多人关心，这些营养盐都是加碘盐吗？除了补铁盐，绝大部分都是加碘盐。食盐中加碘，是为了预防碘缺乏症。我国沿海地区的居民，或者经常吃海产品的人，不必一定食用加碘盐；但内陆地区的人最好食用碘盐，因为环境和食物中含碘都比较少。以素食为主的内陆居民适合吃碘盐；而食物当中荤食比例很大的人就不一定要吃，因为总体而言，动物性食物中的碘含量明显高于植物性食品中的含量。

低钠盐为什么值得买

对于添加各种微量元素或维生素的营养盐，消费者往往比较感兴趣，而对于低钠盐，却是爱用者寥寥，往往只有高血压、冠心病病人才会坚持购买低钠盐。

就目前我国盐消费的现状来说，低钠盐可能是最值得购买的盐了。它不会带来任何危害，只会有好处。

某种低钠盐里含有60%～70%的氯化钠，同时还有20%～30%的氯化钾和8%～12%的硫酸镁。还有的低钠盐品种不含有硫酸镁，只有氯化钠和氯化钾。含碘盐的氯化钠含量有三个级别，一级含量≥99.1%，二级≥98.5%，三级≥97%。可见，低钠盐的钠含量要比普通碘盐低1/3左右。

目前，我国居民吃盐的量大大超过每日6克的推荐量，平均每日12克，有些人甚至高达20克。如果能够食用低钠盐，不但可以轻松减少30%的钠，还可以帮助膳食中的钠、钾和镁元素达到更好的平衡。

膳食中多吃一些钾和镁，好处非常多。首先，有利于预防高血压、保护心脑血管；其次，有利于减少钙的排出量，帮助预防骨质疏松；最后，镁本身就是骨骼和牙齿的成分，能帮助健骨。

目前我国居民食物当中的加工食品越来越多，而加工食品中往往含有过多的钠和磷，而钾和镁过低。因此，在家庭烹调的时候，通过吃低钠盐来增加钾和镁来作为平衡比较好。

从味道上来说，低钠盐的咸味和普通精制盐的咸味相差不多，因为氯化钾也有一定的咸味。应按照正常放盐数量来使用它，不能因为使用低钠盐就放松了加盐数量的控制，仍然要做到味道清淡，才能有效地预防心脑血管疾病。

总之，低钠盐对健康人也有好处，绝不仅仅是高血压病人的用品。

生活中不可或缺的酱油和醋

一般来说，完全用酿造工艺生产的酱油或醋，都会在包装上写明“传统工艺”、“酿造产品”、“精心酿造”、“纯酿造”等字样，唯恐你不知道。

几十年前，酱油和醋原本没什么可挑的余地，都是从大缸中舀出来的；现在的挑选难度可是越来越大了，一个店里就有几十个品种，一个牌子里面还有不同的产品系列，不同用途，不同等级，不同工艺，十分复杂。

酱油的主要原料是大豆、面粉和盐，醋的主要原料是各种粮食和麸皮，其中包含了原料中的可溶性矿物质，发酵产生的氨基酸，B族维生素含量还会在发酵过程中得到升高，因为微生物会产生这些维生素。

因此，酱油和醋在提供咸味和酸味的同时，也能给人体提供氨基酸、钾、镁、钙、维生素B_1、维生素B_2、叶酸等营养成分。关键是，真正的酿造产品才有这些好处，化学水解产品，或者是用盐、醋精、色素等勾兑出来的产品就没有了。

必须买纯酿造产品

一般来说，完全用酿造工艺生产的酱油或醋，都会在包装上写明“传统工艺”、“酿造产品”、“精心酿造”、“纯酿造”等字样，唯恐你不知道。按国家规定，酿造产品也必须注明。只要是买著名品牌，又是酿造产品，那么品质通常不会令人失望。还有一些产品写明“6个月酿造酱油”、“三年陈酿老醋”之类，说明产品的发酵时间更长，一般风味会更为浓郁。

如果看遍标签也没有写这些字样，那不用说，肯定不是纯酿造产品。这意味着其中采用了化学水解工艺，或者干脆就是勾兑出来的。化学水解制作酱油速度快、成本低，但是品质差、营养价值低，而且可能含有微量的毒性物质“氯丙醇”。用醋酸、水、焦糖色素和少量味精配出来的醋看起来颜色也差不多，但是完全没有酿造醋的自然风味，营养价值当然也完全不同。

醋的产品当中有白醋，它也分为酿造品和配制品。用大米和酒精发酵而成的醋会有“酿造”的标志，产品颜色淡黄，略有香气，其矿物质和维生素含量低于褐色的酿造醋。也有的白醋只用酒精发酵而成，颜色接近白色，其营养价值微乎其微，香气也差。配制白醋则是用醋精、水、盐、糖、香精等调配而成，颜色纯白，味道不太自然，营养价值自然就谈不上了。

在酿造产品还有不同的等级。如果追求生活质量，可以考虑购买特级、一级的产品，标注“精选”、“优质”、“陈酿”、“浓缩”之类的产品，通常口感和风味更为浓郁。

反正调味品的每日使用量不大，即便一瓶贵两三元，也不会给家里带来多大负担，而烹调的质量却会因此明显提高，为何不选择那些最优质的产品呢?

按烹调需求购买不同系列

酱油和醋按照烹调的需要分成不同类别，用来适应不同的菜肴和用途。

酱油有老抽和生抽之分，老抽颜色重，上色力强，质地浓，一般加入了较多焦糖色素；生抽颜色略轻，上色力轻，质地较澄清，产品中通常会少加或不加焦糖色素。一般来说，炒菜或蘸食宜用生抽酱油，炖菜、红烧常用老抽酱油。也有些产品属于兼用型，两方面都可以用。

醋有陈醋、香醋、熏醋、果醋之分，陈醋味道最重，酸浓而味鲜；香醋则柔和而略甜；熏醋熏制风味重；果醋有水果的甜香。凉拌菜可以用香醋，做醋溜菜用陈醋，做一些西餐和爽口凉菜可以用果醋。

还有一些产品考虑到了消费者的特殊需求，比如说，醋类产品中有饺子醋、凉拌醋、姜汁醋、蟹醋等，在醋里面又加入了蒜汁、姜汁、糖、香辛料等配料，风味宜人，用起来更简单。同样，酱油当中有蘑菇酱油、海鲜酱油、海带酱油、茶味酱油等。它们都是在鲜味的特色方面下工夫，添加了一些风味抽提物、味精、核苷酸增鲜剂、有机酸盐增鲜剂等，但并没有菇类、海鲜和肉类的营养价值。

按鲜度或酸度选产品

如果仔细看看标签，就会发现酱油产品标注了其中的“氨基酸态氮”，它是酱油的鲜味指标。一般来说，氨基酸态氮越高，产品鲜味越浓。比如说，两个产品，一个氨基酸态氮含量0.4%，另一个0.8%，那么肯定后者更鲜美。

目前大多数酱油产品都添加了味精和核苷酸类增鲜剂，也就是鸡精当中的两大基本配料。因为味精属于氨基酸，所以这种产品的氨基酸态氮也会提高。仔细看看食品标签上的配料表和氨基酸态氮含量，如果加了“谷氨酸钠”（味精）之后氨基酸态氮含量还很低，在0.6%以下，说明发酵产生的氨基酸态氮很少，产品质量不太上档次。

甚至还有一些产品就叫做增鲜酱油，有的含有蛋白质水解物、酵母抽提物、肉类提取物、糖等配料，鲜味更浓郁，几滴就足够了。一定要记得，用了它们之后，就无须再加味精和鸡精了。

醋的主要定量指标是“醋酸含量”。醋酸含量越高，醋的味道就越酸。如果是纯酿造醋，这也就说明醋的品质越好。酱油的味道咸而醇厚，醋的味道酸而柔和，通常是因为其中有少量的糖，起到了调和味道的作用。

健康小贴士

1. 高血压、冠心病、糖尿病患者应和控盐一样控制酱油。因为它既含有氯化钠，又含有谷氨酸钠，还有苯甲酸钠，是钠的密集来源。

2. 醋酸本身有利于控制血糖上升，所以糖尿病人适合经常用醋来调味。但水果醋糖分比较高，不适合多吃。

3. 痛风病人应当注意，酱油中含有来自大豆的嘌呤，而且很多产品为了增鲜还特意加了核苷酸，所以一定不能多用。

4. 醋里面本身含有1%左右的盐，而且加了醋之后，味道就显得更突出，所以在拌凉菜的时候，放了醋就应当少放盐，而且少放盐之后不会感觉寡淡。

5. 酱油和醋都含有鲜味物质，因此加了它们就应当少放、不放味精或鸡精。特别是增鲜酱油，更可替代所有鲜味调料，而且和盐一样，少放为宜。否则，摄入钠的总量一定会过高。

各色名称的添加剂

为什么酱油中要加入防腐剂呢？这是因为，现在的酱油和醋虽然味道越来越好，却因为盐分和酸度不够，不能充分抑制霉菌和细菌。

如今添加剂使用日益普遍，酱油和醋里也有多种添加剂。比如说，用谷氨酸钠、核苷酸钠、琥珀酸钠等增鲜剂来加强风味，用甜蜜素等甜味剂来柔化酸味和咸味，用羧甲基纤维素钠等增稠剂来增加黏稠感，用焦糖色素来加强上色能力，等等。这些消费者都比较能够理解和接受。

除此之外，按行业惯例，酱油和醋中还要添加防腐剂，比如“苯甲酸钠”、“山梨酸钾”、“脱氢醋酸钠”等。此外，酱油和醋中还可能添加营养成分，它们也算是添加剂。

为什么酱油中要加入防腐剂呢？这是因为，现在的酱油和醋虽然味道越来越好，却因为盐分和酸度不够，不能充分抑制霉菌和细菌。酱油和醋这类产品既不是一次吃完，开封之后，在室温下一放就是一两个月，很容易滋生微生物。

多年之前，装散酱油、散装醋的大缸表面常常有一层白色的霉，俗称为“醭”，就是微生物繁殖形成的。酱油盛到瓶子里，还是经常会长出这么一层。现在的消费者都很挑剔，谁会买这种长醭的酱油和醋呢？所以，就必须请防腐剂来帮忙了，通常加的是山梨酸钾、苯甲酸钠或脱氢醋酸钠等，它们的毒性都非常低，在酱油、醋中添加量也很小，安全性是不必担心的。

酱油的盐含量可以高达15%以上，也可以低到10%以下，具体含量因产品而异。由于目前居民加酱油主要是为了增鲜、上色，而不是为了把咸味加得很浓，那些减盐的酱油更有利于健康。因此，相比而言，低盐的酱油更值得买。但是，盐是天然的防腐剂，一旦少加盐，酱油的防腐性能就会下降。加入防腐剂是为了保证消费者的健康，按国家许可量添加时不会产生危害。有些产品宣称绝对不加防腐剂，倒未必能令人放心。一种可能是，这个产品加了太多的盐，而多吃盐会伤害消费者的健康；另一种可能是，酱油浓度较高，其中水分相比其他产品较少，不利于微生物的繁殖，保存性比较好。若是一种产品味道不过咸，产品浓度不高，而又不加添加剂，那么安全性就不容易保证了。

除了防腐剂，另一个颇有争议的添加剂是市场上“铁强化酱油”中的营养强化剂。所谓铁强化酱油，是在酱油中添加了“乙二胺四乙酸铁钠”这种铁强化剂。别看这种化学物质听起来比较拗口，它在适量添加的时候是无害的，其中的铁可以被人体吸收，比黄豆、坚果、菠菜等植物性食品中的铁还容易吸收。

曾有一场不小的风波，争论加铁酱油是否会增加人体患癌症的风险。实际上，这种担心是完全没有必要的。

首先，这种酱油并不是人们的唯一选择。凡是没有缺铁性贫血问题的居民，完全没必要去购买补铁酱油，也就不会发生因为吃这种酱油而导致铁过量的问题。那些虽然贫血，但能够吃足够的红肉、内脏、动物血等的人，也不一定要买这种产品来补铁。但是，对于素食主义者来说，或者因为种种原因吃不到红肉甚至吃不到鱼类、海鲜的人，选用这种补铁酱油，确实会从中受益。

其次，补铁酱油中的铁含量并不高，对于正常人来说，即便不用补铁，每天食用一小勺，也不会产生什么严重后果。因为人体会自动调节微量元素的吸收率，吃得多了，吸收率就会下降。比如说，红肉、内脏中的铁比补铁酱油里的铁更容易吸收，人体本来每天吃50克肉就可以了，但某日去吃涮肉，一下子吃了500克牛羊肉，铁的摄入量自然会大大超标，但谁会因此而发生铁中毒呢？又比如说，南京居民每天吃鸭血粉丝汤做早餐，其中的铁含量甚高，谁又因此而产生了副作用呢？

所以说，身体里的铁过多，确实会增加癌症和心脏病的危险；但市场上销售补铁酱油，却不会给我们带来更大的危险。只要记住一条基本原则：缺了才补，不缺铁就不要补。不仅补铁酱油无须购买，连红肉也无须长年累月地大量吃。

替代盐的咸味调味品

需要控盐的人必须适应清淡的饮食，或者放醋、香辛料等来解决低盐的寡淡问题，而不是觉得只要不放盐，用酱、酱豆腐等来调味就不必控制量，就可以按口味放心吃。

除了盐和酱油之外，有咸味的调味品可真不少，如蚝油，酱豆腐，大酱，黄酱，甜面酱，日本酱（味噌），豆豉，豆瓣酱，香辣酱等。它们在替代盐的时候是否更健康呢？

某日看到电视台的一个节目，说到洋葱应当怎么做。专家提示说，洋葱有降血脂的作用，对于三高患者来说，生吃是最好。但是，为了保持它低盐低能量的特色，不能放盐，也不能放糖。但是，生洋葱实在太难吃了。怎么解决这个问题呢？专家给了一个方法：放蚝油来拌。理由是：蚝油不含有盐，也不含有糖，但是味道非常好。

这话听起来有点令人难以置信。蚝油味道咸中带甜，它会不含盐也不含糖？随便在超市上拿一瓶蚝油，就能看到它的配料。比如说，某名牌蚝油产品的配料表是这样写的：

蚝汁（蚝，水，食盐），水，白砂糖，食用盐，食品添加剂（增稠剂，谷氨酸钠，肌苷酸钠，鸟苷酸钠，焦糖色），小麦粉。

看看，这产品是又含盐又含糖，还含有味精啊，而且哪个浓度都不算低。在调味的时候，甜味会减少咸味的强度，所以甜咸口的菜肴，在咸味合适的时候，盐含量比单放盐的菜还要高！再加味精，含钠量就更高！这样又加盐又加糖又加味精的调味品，在味道合适的时候，其中的钠含量有多高，可想而知了。

所以说，让需要控制血压和血脂的人用蚝油替代盐来给菜肴调味，显而易见是不靠谱的。

我们所做的居民调查发现，1/3的居民并不知道，在控盐的时候，酱油、甜面酱、蚝油、酱豆腐等咸味调味品也要一起控制。甚至有人说，既然不让多放盐，我就买瓶香辣酱调味好了。

凡是咸味、鲜味调味品一般都含有钠，都可以折成盐。根据《中国食物成分表》，按含钠量算，相当于1克盐的量是：3克味精，2克多鸡精，6~10克（6~10毫升）酱油或酱，12~16克腐乳。这些调味品都应纳入控盐的范围当中。黄酱、豆酱、豆瓣酱等的咸度和酱油基本上相当。

如果浓重的口味不改，那么无论是用盐，用酱油，还是用酱来调味，得到的结果都一样。所以，需要控盐的人必须学会适应清淡的饮食，或者放醋、香辛料等来解决低盐的寡淡问题，而不是觉得只要不放盐，用酱、酱豆腐等来调味就不必控制量，就可以按口味放心吃。

在我们的生活中，含有盐的调味品太多了。蚝油、腐乳、酱油、豆豉、黄酱、甜面酱、大酱、味噌、蒸鱼豉油、鱼露、咸菜、泡椒、泡菜、加饭酱、香辣酱、沙茶酱、海鲜酱等，哪个都是盐的来源。用它们来替代盐提供咸味，未必一定能获得减盐的效果，要注意的倒是使用方法。

如果在食物烹调完成之后，少量放一点酱，拌了之后尽快把食物吃掉，可能有帮助减盐的意义。其道理在于，让它只在食物的外层薄薄裹一层，还没有渗透到食物内部，就可以用少量的盐获得较满意的咸味。如果让调味品中的盐渗入食品，那么无论用什么，最后都免不了会提供同样多的盐。

唯一值得高兴的是，如果用酱豆腐、豆酱和豆豉来提供咸味，可以得到更多的蛋白质、B族维生素、钙、镁、钾等矿物质。因为盐里面只有氯化钠，没有蛋白质和维生素。所以，在同等咸度的情况下，用豆类发酵制成的调味品来调味，对营养供给有额外的好处。

面临五花八门的糖

糖精和甜蜜素都曾有致癌嫌疑，虽然目前先后被从致癌物中除名，已经重新用于食品中，但人们对它们仍有怀疑，用量受到严格限制。

如今市面上的糖品种也不少，有传统的白砂糖、绵白糖、冰糖，还有红糖、赤砂糖，还有益母红糖、姜红糖、姜茶红糖，以及各种糖的替代品，如木糖醇和各种代糖产品。

传统的白糖人们都会选，知道烹调时要想快入味就放绵白糖，炖煮慢入味就放冰糖，做颜色纯正的甜点或者喝咖啡，可以放白砂糖或冰糖。

红糖的好处和限制

我国民间认为，红糖有养气益血、驱风散寒、活血化瘀的功效。许多女性在经期来临的时候要喝红糖姜水，因此市面上就出现了添加姜提取物、添加红茶提取物、添加益母草提取物的产品，用热水一冲就能饮用，十分方便。此外，红糖还适合用在一些颜色比较深、味道比较浓重的甜食或点心中，比如配制咖啡牛奶，配制红枣豆浆，配制枣糕、小米发糕和紫米糕，配制咖啡蛋糕等。

白糖中除了蔗糖几乎不含其他成分，营养价值很低；而红糖是未提纯的粗糖，含有来自甘蔗的各种矿物质，如钙、铁、锌、锰等，营养价值明显高于白糖。一大匙（15克）红糖含有70毫克钙，相当于半块豆腐所能提供的量；含有的铁达到了每日建议摄取量的一半以上。中医养生专家认为，红糖有益于女性的生理期健康，能改善闭经、痛经的症状，缓解身体缺铁而产生的疲倦感。用它来替代白糖，算是个比较明智的选择。不过，它毕竟是糖，同样会快速升高血糖，所以需要控制体重的人，以及需要控制血糖的人，还是要严格限量。

“保健”形象的低聚糖和糖醇

各种糖的替代品可以分为两个类别，一是糖醇、低聚糖等保健型甜味剂，二是各种合成甜味剂组成的产品。

低聚糖也称为“寡糖”，是一类甜味醇美可口，在人体小肠中不被消化吸收的糖类。它们品种繁多，市面上常常作为保健食品或无糖食品销售，包括低聚麦芽糖、低聚果糖、低聚甘露糖、低聚木糖等。它们不会升高血糖，能量也低，能预防龋齿。它们之所以有“保健”形象，是因为它们会促进肠道有益菌（双歧杆菌）增殖，还有改善营养素吸收、预防和改善便秘的作用。

不过，如果想得到低聚糖的好处，必须每天服用，坚持2周以上。很多人刚开始吃低聚糖的时候，会有肠道胀气的感觉，甚至会发生腹泻。对于这些比较敏感的人来说，要循序渐进，从少到多，肠道会逐渐适应，不能一下子吃很多。

另一种常见的甜味剂是糖醇类，包括木糖醇、山梨糖醇、麦芽糖醇等。它们的代谢不受胰岛素调节控制，不会升高血糖，多数的品种含能量也低，可预防龋齿，所以常常用在牙膏和口香糖当中，也常用在无糖食品当中。

它们也有个麻烦，那就是吃得太多的时候会引起腹泻。一般建议每天不要超过20克，也就是说，即便是无糖食品，其中加了糖醇，不会升高血糖，但也要少吃。

合成的“代糖”产品

所谓的代糖，也叫做糖替代物或高效甜味剂，包括阿斯巴甜、甜蜜素、安赛蜜、蔗糖素、糖精等。它们的特点是甜度高，稳定性好，能量非常低或者根本不含有能量，不会引起血糖上升，不会引起龋齿。

和低聚糖、糖醇相比，这些高效甜味剂的使用成本相当低。因为它们的甜度是白糖的几十倍、几百倍甚至上千倍，只要用一丁点就能产生足够的甜味。所以，它们被大量使用在无糖或低糖食品中。有时候，你看到食品企业热衷于生产低糖、无糖产品，不要以为一定是企业替你考虑提高产品的保健品质，很可能企业的真正动力是降低成本。因为和白糖比起来，用甜味剂来给产品增甜，往往要廉价得多。

不过，使用这些高效甜味剂也有麻烦，因为它们用量太少了。加一大勺蔗糖才能达到的甜度，只需要加一丁点甜味剂就够了。那么，原来留给白糖的体积，要用什么来做填充呢？大多数时候，企业会使用糊精或淀粉等配料，因为它们也很便宜，没味道，又容易和产品中的其他成分融为一体。因为这些配料同样会快速升高血糖，所以除了饮料和酸奶外，大部分使用高效甜味剂的无糖食品，如速冲糊粉、点心、面包等，实际上在血糖上升方面并不比有糖食品具备多少优势。

关于合成甜味剂是否有损健康的问题，国际上几十年来一直争议不断。比如说，糖精、甜蜜素、阿斯巴甜和蔗糖素等，都有很多负面新闻。

糖精和甜蜜素都曾有致癌嫌疑，虽然目前先后被从致癌物中除名，已经重新用于食品中，但人们对它们仍有怀疑，用量受到严格限制。

“阿斯巴甜”也叫做“蛋白糖”，不利健康的传言更多。美国健康与人类服务部发布过阿斯巴甜在人体内可能造成的88种疾病，从抑郁症到帕金森病到癫痫不等。虽然美国食品药物管理局（FDA）和欧洲食品科学委员会（SFC）认为这些传言缺乏科学依据，但针对阿斯巴甜代谢中产生甲醇的问题，给阿斯巴甜制定了每日限量。同时，因为阿斯巴甜在代谢中会分解产生苯丙氨酸，患有苯丙酮尿症的人不能食用它，因为这些患者不能代谢苯丙氨酸，食用任何含有阿斯巴甜的食品均是危险的。

对于蔗糖素（学名叫做三氯蔗糖），也有很多负面的新闻，如食用蔗糖素的动物肠道菌群有不利于健康的变化，蔗糖素妨碍药物的代谢，蔗糖素可能导致动物体重增加等。

许多人都会问，每天吃多少糖比较理想？理想的状况是，精制的糖（经人工加工的糖）尽量少吃。一般，从粮食、豆类、薯类、水果中摄入的糖类在身体里就能转化成葡萄糖，足够满足身体的需要。少吃蔗糖和甜食，对身体没有丝毫的损害。

对于那些喜欢吃甜食，又不想肥胖的人来说，食用各种合成甜味剂制成的“代糖”产品并不是一个好的解决方案。目前没有任何证据能证明甜味剂能预防肥胖，相反一些研究证明甜味剂会让人们更加依赖于甜食，食欲更加旺盛，而且选择无糖食品不等于是低能量食品。

增鲜调味品的真相

如今市场上有味精，有鸡精，有增鲜的鸡粉、鸡汁、牛肉精、蘑菇精、鲜味汤料等，它们的营养价值怎样？哪个更好一些？

味精是不是合成物质

大家都知道，味精就是谷氨酸的钠盐，在食品标签上通常写作“谷氨酸钠”。人们对味精已经习惯，它是家家必备、天天吃到的一种食品添加剂。它是用粮食做原料发酵而成的，天然存在于粮食、豆类和和鱼肉类中，不能说是化学合成物质。它是一种氨基酸，也不能说是非天然物质。

过多食用味精的害处，一方面是增加钠的摄入量，另一方面是扰乱人体的神经递质平衡。食用含有大量味精的食物之后觉得渴，就与摄入钠过多的问题有关。台湾一项研究发现，约有30%的人对味精比较敏感，摄取味精过量时出现嗜睡、疲倦、心慌、焦躁等现象。这是因为谷氨酸钠在消化过程中变成谷氨酸，而谷氨酸属于一种抑制性的神经递质，影响大脑的兴奋状态。同时，过多的谷氨酸也会造成氨基酸平衡的紊乱，并影响生长发育，特别是婴幼儿对此比较敏感。因此，2岁以下婴幼儿不应食用任何含有味精的食品。

不过，对味精的敏感性因人而异，有些人耐受能力很强，有些人则非常敏感。总体而言，每天少量摄入味精是安全的，但数量应当控制。味精最为鲜美的浓度是0.5%，一份200克的菜肴里，放1克味精可达到最鲜。但按这样的浓度，一日中味精的摄入必然会过多。建议把味精的量限制在0.05%的程度，用勺子的把来加味精，使食材略微加一点鲜味即可。这样，按400克的菜肴总量计算，每天吃味精的量不会超过0.2克，不至于影响健康。

鸡精的成分是什么

很多人对味精有成见，却对鸡精情有独钟，认为鸡精是以鸡肉为主要原料做成的，不仅有营养，而且安全。其实，鸡精也好，鸡汁也好，牛肉精或蘑菇精也好，都是具有鲜香风味的复合调味剂，并没有想象中那么“天然”。

鸡精和味精相比，的确有很多优点：放得多一点也没有不舒服的味道；口味协调性好，滋味鲜美、醇厚，比较自然。目前，鸡精、牛肉精等复合调味品广泛用于方便食品、快餐、酒店、餐饮的食品调味中，也是最受消费者欢迎的家庭风味调味料。

鸡精和味精既有共性，也有区别。可以说，鸡精中必然有味精，但鸡精比味精复杂很多。

味精是一种很纯的鲜味剂，可以纯到99%以上；而鸡精则是多种呈味物质配合而成的混合物，它既有味精的鲜味，又有其他呈味物质的鲜味。鸡精是随着呈味核苷酸、水解动植物蛋白、酵母抽提物等新产品出现后才产生的。

原来，味精和呈味核苷酸（肌苷酸钠和鸟苷酸钠）具有一种鲜味“相乘”效应，两者配合之后，具有强烈的增鲜作用，其鲜度比同样浓度的味精高得多，是味精的换代产品。也就是说，鸡精的味道之所以鲜，仍然离不开味精的作用。只不过，有了肌苷酸钠、鸟苷酸钠的帮助，可以用较少的味精达到较高的鲜味水平。

本来用核苷酸增效之后，可以让味精的鲜味上升二三十倍，但生产者在其中又加了盐、淀粉和糊精来稀释，结果鲜味的浓度又下降了。所以加鸡精的数量通常不应低于味精。

鸡精的优势，主要是复合风味。除了味精和核苷酸，还会配合琥珀酸钠等有机酸盐，配合糖和香辛料，有些产品还配上“水解蛋白”或“酵母提取物”，可带来多种氨基酸的鲜味，再加上鸡味香精等，混合在一起，就能让味道显得更加自然和丰富。

虽然大部分鸡精的包装上都画着老母鸡，但它并不像想象的那样主要由鸡肉制成。鸡精的主要成分通常是食盐、麦芽糊精和味精，其中味精的数量通常会超过真正来自天然食品的成分，如鸡肉粉或鸡骨粉、鸡蛋提取物、其他肉类提取物等。优质产品和廉价产品的差异，在很大程度上，正是这些天然提取物的含量比例。廉价品通常含有更大比例的盐和味精，而高品质的鸡精会有更多来自鸡的成分。

其实只要稍微动动脑子就知道，三四元一袋的鸡精，有可能用纯的鸡肉提取物来制作吗？成本也差得太远了。

在包装上的配料表一栏可以看到，鸡精中一般是盐和谷氨酸钠排在前面，还有核苷酸钠、糊精、淀粉、香辛料等，鸡肉提取物、鸡蛋提取物、鸡骨提取物等都排在第五位以后。其中还要加入抗结剂，主要用于粘结和造粒，让颗粒松散，不容易吸潮结块，便于使用；也常加入色素，让鸡精的颗粒呈现好看的黄色。

无论鸡精的味道多么逼真，也只是一种调味品，不能与鸡肉的营养同日而语。由于使用量很小，它们对于供应膳食中的蛋白质没有什么实际意义；因为盐、糖、糊精和淀粉都是营养价值低的成分，产品中维生素和矿物质含量并不高。

“牛肉膏”和“一滴香”是怎么回事

最近，用牛肉膏制作牛肉的新闻轰动一时，牛肉膏这种调味品也进入了人们的视线。其实，牛肉膏和牛肉精一样，甚至和“一滴香”、“万里香”等火锅调料类似，都属于复合增鲜增香调味品。

这些产品的主要成分，除了盐、糖、香辛料等传统配料之外，还和鸡精一样，有较高浓度的味精、核苷酸钠、有机酸钠盐等。其中也含有肉类提取物、蛋白质水解物、酵母提取物等蛋白质分解产生的鲜味物质。而更有特色的是，其中不仅有“鲜味”，还有“香味”。比如牛肉精有牛肉香味，羊肉精有羊肉香味。这是用蛋白质、糖类和一些动物油脂等经过加热反应制成后浓缩的混合香味物质，其中的化学成分极为复杂。

这些复合产品在现代食品工业上应用非常广泛，比如膨化食品、薯片，有烧烤味、红烧味、牛肉味、羊肉味等品种，就是靠这样一些肉类香料制成的；方便面调料中的令人陶醉的鲜香味道，也是这样一些调味料、增香料带来的。

随着食品工业的发展，这些复合调味料、增香料也慢慢地走入了餐饮业。听说一滴肉类香精就能产生浓郁的肉类香味，让人们感到惊讶和恐惧，但正规合格、具有QS标志，许可用于食品的调味增香产品并不是非法物质。如果牛肉香味料用于牛肉类菜肴，它是合法的；但是，把这些调味料、增香料用于掩盖肉类本身的腐败变质，或者用来把猪肉变成牛肉，就是违法行为，需要坚决打击。

使用增鲜调味品的注意事项

由于鸡精、牛肉精、蘑菇精等所有增鲜调味料中都含有高浓度的味精，因此它们与味精的使用注意差不多，同样应注意不要长时间高温加热。鸡精中的核苷酸成分容易受到核苷酸酶的降解，牛肉膏中的风味物质会因为加热而散失，因此最好在加热快结束的时候再放这些增鲜产品。

需要特别注意的是，由于各种复合增鲜产品中都含有一定量的食盐，在炒菜和做汤时用了它们之后，用盐量一定要相应减少。比如说，不妨先放一半盐，然后再放鸡精，尝一尝是否咸味合适，如果不够的话，再考虑加一点盐。如果已经加到合适的咸味，再放一大勺鸡精，那么其中的钠一定会大大过量，对于需要控制盐分的人来说，肯定不利于健康。

此外，鸡精里含有核苷酸，而核苷酸的代谢产物就是尿酸。其他各种复合增鲜调味品中都有蛋白质水解物、酵母水解物等，它们都含有相当多的核苷酸，所以，痛风患者应该少用这些增鲜调味品。

总之，食物的天然风味才是最为宝贵的，用大量的增鲜调味品来压住天然风味，用强烈的鲜味刺激来钝化自己的味蕾，实在是非常遗 憾的事情。使用大量复合增鲜调味品的餐馆，肯定是中低档的餐馆，其原料品质通常不太高，只是用大量的鲜香味道来吸引消费者。因此，无论是购买还是使用增鲜调料，无论选择哪一种，都应当控制数量，少用为佳。

图书在版编目（CIP）数据

这样选购食品最安全 / 范志红著 .—长沙：湖南科学技术出版社，2011. 11
ISBN 978-7-5357-6915-2

Ⅰ. ①这… Ⅱ. ①范… Ⅲ. ①食品 – 选购 – 基本知识 ②食品营养 – 基本知识 ③食品卫生 – 基本知识
Ⅳ . ① F768.2 ② R15

中国版本图书馆 CIP 数据核字（2011）第 215215 号

上架建议：食品 · 营养 · 健康

这样选购食品最安全

作　　者：范志红
出 版 人：黄一九
责任编辑：林澧波
监　　制：刘　丹
特约编辑：王　静
营销编辑：刘智慧
封面设计：零三二五艺术设计
版式设计：崔振江
出版发行：湖南科学技术出版社
（湖南省长沙市湘雅路 276 号　邮编：410008）
网　　址：www.hnstp.com
印　　刷：北京京都六环印刷厂
经　　销：新华书店
开　　本：700mm × 1000mm　1/16
字　　数：150 千
印　　张：17
版　　次：2012年 1 月第 1版
印　　次：2012年 1 月第 1次印刷
书　　号：ISBN 978-7-5357-6915-2
定　　价：29.80 元
（若有质量问题，请致电质量监督电话：010-84409925）